《儒典》選刊工作團隊

學術顧問　杜澤遜　李振聚　徐　泳

項目統籌　胡長青

責任編輯　劉　晨　劉嬌嬌　張艷艷

　　　　　吕士遠　趙　菲　劉一星

清泰山磁版印本周易説略

第一册

清 張爾岐撰

清康熙五十八年泰山徐志定真合齋磁版印本

山東人民出版社·濟南

圖書在版編目（CIP）數據

清泰山磁版印本周易説略 /（清）張爾岐撰 .— 濟南：山東人民出版社，2024.3
（儒典）
ISBN 978-7-209-14297-7

Ⅰ.①清… Ⅱ.①張… Ⅲ.①《周易》- 注釋 Ⅳ.① B221.2

中國國家版本館 CIP 數據核字（2024）第 037136 號

項目統籌：胡長青
責任編輯：趙　菲
裝幀設計：武　斌
項目完成：文化藝術編輯室

清泰山磁版印本周易説略
〔清〕張爾岐撰

主管單位　山東出版傳媒股份有限公司
出版發行　山東人民出版社
出 版 人　胡長青
社　　址　濟南市市中區舜耕路517號
郵　　編　250003
電　　話　總編室（0531）82098914
　　　　　市場部（0531）82098027
網　　址　http://www.sd-book.com.cn
印　　裝　山東華立印務有限公司
經　　銷　新華書店

規　　格　16開（160mm×240mm）
印　　張　64
字　　數　512千字
版　　次　2024年3月第1版
印　　次　2024年3月第1次
ISBN　978-7-209-14297-7
定　　價　153.00圓（全四册）

前言

中國是一個文明古國、文化大國，中華文化源遠流長，博大精深。在中國歷史上影響較大的是孔子創立的儒家思想，因此整理儒家經典、注解儒家經典，爲儒家經典的現代化闡釋提供权威、典范、精粹的典籍文本，是推進中華優秀傳統文化創造性轉化、創新性發展的奠基性工作和重要任務。

中國經學史是中國學術史的核心，歷史上創造的文本方面和經解方面的輝煌成果，大量失傳了。西漢是經學的第一個興盛期，除了當時非主流的《詩經》毛傳以外，其他經師的注釋後來全部失傳了。東漢的經解衹有鄭玄、何休等少數人的著作留存下來，其餘也大都失傳了。南北朝至隋朝興盛的義疏之學，其成果僅有皇侃《論語疏》幸存於日本。五代時期精心校刻的《九經》、北宋時期國子監重刻的《九經》以及校刻的單疏本，也全部失傳。南宋國子監刻的單疏本，我國僅存《周易正義》、《爾雅疏》、《春秋公羊疏》（三十卷殘存七卷）、《春秋穀梁疏》（十二卷殘存七卷），日本保存了《尚書正義》、《毛詩正義》、《禮記正義》（七十卷殘存八卷）、《周禮疏》（日本傳抄本）、《春秋公羊疏》（日本傳抄本）、《春秋正義》（日本傳抄本）。南宋兩浙東路茶鹽司刻八行本，我國保存下來的有《周禮疏》、《禮記正義》、《春秋左傳正義》（紹興府刻）、《論語注疏解經》（二十卷殘存十卷）、《孟子注疏解經》（存臺北『故宫』），日本保存有《周易注疏》《尚書正義》（凡兩部，其中一部被清楊守敬購歸）。南宋福建刻十行本，我國僅存《春秋穀梁注疏》、《春秋左傳注疏》（六十卷，一半在大陸，一半在臺灣），日本保存有《毛詩注疏》《春秋左傳注疏》。從這些情況可以看出，經書代表性的早期注釋和早期版本國内失傳嚴重，有的僅保存在東鄰日本。

鑒於這樣的現實，一百多年來我國學術界、出版界努力搜集影印了多種珍貴版本，但是在系統性、全面性和準確性方面都還存在一定的差距。例如唐代開成石經共十二部經典，石碑在明代嘉靖年間地震中受到損害，明代萬曆初年西安府學等學校師生曾把損失的文字補刻在另外的小石上，立於唐碑之旁。近年影印出版唐石經拓本多次，都是以唐代石刻與明代補刻割裂配補的裱本爲底本。由於明代補刻采用的是唐碑的字形，這種配補本難以區分唐刻與明代補刻，不便使用，亟需單獨影印唐碑拓本。

爲把幸存於世的、具有代表性的早期經解成果以及早期經典文本收集起來，系統地影印出版，我們規劃了《儒典》編纂出版項目。

《儒典》出版後受到文化學術界廣泛關注和好評，爲了滿足廣大讀者的需求，現陸續出版平裝單行本。共收録一百十一種元典，共計三百九十七册，收録底本大體可分爲八個系列：經注本（以開成石經、宋刊本爲主。開成石經僅有經文，無注，但它是用經注本删去注文形成的）、經注附釋文本、纂圖互注本、單疏本、八行本、十行本、宋元人經注系列、明清人經注系列。

《儒典》是王志民、杜澤遜先生主編的。本次出版單行本，特請杜澤遜、李振聚、徐泳先生幫助酌定選目。

特此説明。

二〇二四年二月二十八日

目録

第四册

泰山磁版

周易說略

序
濟陽稷若張氏性至孝文篤寔洞悉天
帖括勦襲之弊當崇貞癸未聞痛父變即棄舉子業
而以羽翼經傳爲事任生平著作甚富如儀禮句讀
則勾勒明確而節次了然春秋傳義則矯誣別謬而
四傳會歸至於蒿庵雜作性命等編又直登理奧而
數百年未傳之秘賴以傳焉及讀易復病時講之陋
本本義而爲說略因象析義銷融偏滯非不言事而
言事之理非不言理而言理之象迹其不占占指事

略矣。而理無不包。不斤斤辨理略矣。而象无不該。此其寧為略而不為詳者。正乃所以為詳。而恐涉于略也。又何至如時說之言事則掛一漏萬。言理則泛舉失旨者之真為略哉。讀之者誠依以為揲策。可不失宓義周文孔子之本意。而依以為文章。即天下事物繁賾之狀。亦多錯綜其真。占法制藝。庶幾兩得之矣。吳門顧林亭先生。閱其書而遺之以詩。有云。緇帷白室觀風標。為嘆斯人久寂寥。又曰。長期六籍傳無絶。能使羣言意自消。則其操行之卓越。著述之淵源。不概可知乎。惟惜什襲已久。未嘗公世。戊戌冬。偶創磁刊。堅緻勝木。因亟為次第校正。逾已亥春而易先成。既喜其書之不終於藏。而人與俱傳。且并樂此刻之堪以歷遠久也。遂為一言以識之。

康熙己亥四月。泰山後學徐志定書於七十二峰之真合齋。

周易說略序

天下之理。一而已矣。而致用則萬。聖人欲舉一以示人。而一無容示也。萬又不可勝窮。於是乎卦以象之。爻以效之。統於六十四。析爲三百八十四。而天下之人。皆在其中。天下之物。皆在其中。天下人物之成敗盈虧。以至一動一息。無不在其中。而天下之能事畢矣。夫天下之人。天下之物。天下人物之成敗盈虧。以至一動一息。其數不可勝窮矣。而舉不出此六十四卦、三百八十四爻者。謂其已具天下人物一切動靜二人。遺天下之物。而耑言一二物。甚之舉數卦數爻。無不屬此一二人一二物。其旨此一二人一二物也。近於詳。而於天下之人之物則荒矣。夫此六十四卦三百八十四爻者。謂其各指一人。各指一物。且不可。況舉而屬之一二人一二物。豈四聖之作易。耑為一二人一二物設哉。予自四十讀易。時取以授子姪門人。每病俗說之陋。而本義又不易讀。乃本其說稍為敷衍。名曰說略。以便童蒙。儻讀者因此以得朱子之說。復因朱子之說。以求四聖人之說。庶幾見聖人設卦繫辭。待用于無窮者。米非質言之所能詳。而依其影似。隨事擬議以盡變焉。將不容言之旨。亦依稀可睹矣乎。

康熙六年九月朔。濟陽張爾岐序。

周易說略卷之一

濟陽張爾岐稷若氏

男　孝寛栗伯

姪　孝通文淹

門人　詧蕘瑞輯五仝校

崔文炳人庯

吳孔嘉令儀

周易上經

古周易上下經二篇孔子十翼十篇各自為卷

當時无諸曰字亦无諸傳字漢費直初以彖象之翼附各卦之後如今本乾卦之體鄭玄王弼又分附彖之翼于卦辭後象之翼于逐爻辭後增入乾坤文言始以彖曰象曰文言曰以別之即程子據以作傳者本義云中間頗為諸儒所亂蓋指此也晁説之始考訂古經為八卷東萊呂氏乃定為經二卷傳十卷于彖象文言等篇各加傳字朱子所云乃復孔氏之舊者故據之以為本義至永樂間修大全乃從程傳而分本

義以附其後民間單行本義亦用其式非朱子之舊矣故朱子原本本義所謂上經下經單指羲文周公之經而言也今本本義所謂上經下經則兼彖象文言三傳而言也

䷀ 乾下乾上

乾元亨利貞

昔伏羲畫一奇以象陽之寔畫一偶以象陰之虚至三畫皆陽則名為乾乾者健也又自八卦重為六十四卦此卦上下皆乾則陽之純健之至者故

仍名曰乾文王係辭于卦下謂之彖辭以為人之柔者不足有為剛健則有能為之資凡酬酢日用經理事物皆運用有餘而物莫之阻乾則健之至者自然當得大通凡陽剛者必正陰柔者必邪乾純陽至健又正之至者故筮得此卦者其占為大亨而又利在正固必擇夫理之至當不易者而固守之乃所以善用其健也

初九潛龍勿用

凡畫卦者皆自下而上故以下爻為初九陽數九

為老七為少揲蓍者陽爻得九數即老而當變故以陽為九周公以文王雖係卦辭恐尚不足以盡天地事物之變故於每爻下係之辭是謂爻辭此爻陽而在下未可有為故其象為潛龍龍本有變化之能當其潛時正當以不見為神故占得之者當隱約待時不可輕有作為也

九二見龍在田利見大人

九二以剛健中正之德而當出潛離隱之時聖人而居大臣之位治安之澤必乘時而施澤及[illegible]

此物之所利見也。故其象爲見龍在田。而其占爲利見此等之大人。龍見於野。而雲雨必隨之。故以取象。

九三。君子終日乾乾。夕惕若。厲无咎。

九三重剛不中。過剛之資也。居下之上。又履具贍之位。而當憂患之衝。其位又危。本當儆戒者也。其性體剛健。又有能儆戒之象。故周公本其象以戒占者曰。君子當此之位。惟終日自強不息。乾而又乾。不敢少有惰弛。至於日夕猶惕若。恐懼而不懈。

則其所行必皆以道而無茍且恣肆之失矣雖居危厲之地亦得无咎矣。重剛不中時說以重剛爲乾之純不中以時位言恐非本旨

九四或躍在淵无咎

以德而言九陽志於進也四陰又不果於進以位而言居上可進也居上之下又疑於未可進所謂改革之際進退未定之時也故其象如龍之或將躍而向乎天又不遽躍也而尚在於淵人若能隨時詳審如此庶無躁進之失而可以無咎矣

九五飛龍在天利見大人
剛健中正而居尊位以聖人之德而居天子之位君子於此觀於小人於此歸極所謂聖人作而萬物睹也故其象為飛龍在天而其占為利見此大人也

上九亢龍有悔
陽極於上進之極也上而不能下信而不能屈往而不能反者也如是以應天下之務必至有悔故其象為亢龍而以有悔戒占者

用九見羣龍无首吉
六爻皆老陽而用九則陽變而為陰是剛而能柔善用其剛而不過者吉之道也故其象為羣龍无首言陽性本剛今却變而柔如龍之不見其首也人能如是吉可知矣

彖曰大哉乾元萬物資始乃統天
此彖之翼古本別為上下兩篇鄭王既取而附于經始加曰字晁呂復古本始加傳字故本義云彖即文王所係之辭傳者孔子所以釋經之辭也今

經雖從鄭王本尚不沒此二語亦前輩慎重之意也

夫子釋文王卦下之彖曰伏羲以乾卦象天文王係之以元亨利貞自今觀之大矣哉乾之元乎天道之運惟是一氣而一氣之始動即為元萬物皆取此一元之氣以為生生之始氣机既動之後即漸長而為亨成遂而為利結寔而為貞不過此一元之氣流行貫通而無間則乾之元乃統備乎天德而無遺者也乾元何其大乎

雲行雨施品物流形

乾之亨何如乎方物之資始也僅有其氣而无其形及至雲行而雨施品物得其滋潤莫不暢然各流其形而生生不已出之不窮矣是所謂乾之亨也

大明終始六位時成時乘六龍以御天

夫元亨之理不特天道為然也聖人大明乾道之終始其非元无以始非貞无以終非終无以為始非始无以成終者无不洞悉知易之六位始于初

而終于上者亦惟以時而成其進退消息各有攸當至其見于行事則時乘六龍以御乎天道或潛或見或躍或飛應用不窮變化无迹如此此即聖人之元亨也

乾道變化各正性命保合太和乃利貞

天道之利貞何如乾之為道變焉而漸進不已化焉而為氣各殊氣机之推遷自率其常也而萬物得之各為一性各為一命物物得宜而不相害又各自保合此太和之氣舉向之各正者飽滿具足

翕聚不散焉此乃天道之利貞也

首出庶物萬國咸寧

若聖人在天子之位高出庶物其推行之妙亦如乾道變化而萬國之人各得其所亦如萬物各正性命保合太和非聖人之利貞乎乾之四德在天者如此在聖人者如此可見乾德无物而不具也

象曰天行健君子以自強不息

象者卦之上下兩象及兩象之六爻周公所係之辭此則夫子所作之傳也夫子説乾之為卦所以

象天此卦內外皆乾是象天之運行无時或息非至健不能也君子以之而自強不息純乎天德之剛无人欲之累則在我之健一如天行之健矣

潛龍勿用陽在下也

爻辭所謂潛龍勿用以其陽爻而在下位故取象於潛龍見非有爲之時示占以勿用告以養晦之道也

見龍在田德施普也

所謂見龍在田言大人出潛離隱其德化所施已

普徧乎物也

終日乾乾反復道也

所謂終日乾乾者反復踐履乎當盡之道而不敢少肆也

或躍在淵進无咎也

九四之或躍在淵是可以進而不遽進其進必以時矣故其進爲无咎也

飛龍在天大人造也

飛龍在天言大人之乘時而起也

亢龍有悔盈不可久也

亢龍有悔言物之盈滿必當有變不能久于其位也

用九天德不可為首也

用九以陽而變陰而辭曰吉者以陽剛之德不可為萬物先故剛而能柔則吉也

文言曰元者善之長也亨者嘉之會也利者義之和也貞者事之幹也

此篇朱子舊本為傳之第七文者釋也言者舊文

也如云解釋先聖舊文也蓋孔子申明乾坤二卦彖象之意以例其餘也文言曰乾之四德有見之天道之生成者有見之聖人之治化者又有見之君子之躬行者今自人之具于性者言之天地以生物爲心人即得此生物之心以爲心此心得之最先是之謂元人有此天地生物之心而後禮以節之義以宜之知以守之以次而集則元者豈非衆善之長乎由此一念之善而通之使之條暢是之謂亨善念暢蔎而後則倫常日用之間莫不有

恩以相維有文以相接三千三百燦然大備豈非嘉美之所聚乎由是善之通達而宜之使之各得是之謂利利者即人性裁制之義之能協乎事机適乎人情而和者也至于善之既成而返而自守于正理所在知之甚明守之甚固是之謂貞人有此定見而後事物到前方能有所執持而不至傾仆則貞者是即應事之主幹也乾之四德不即人性而備具乎

君子體仁足以長人嘉會足以合禮利物足以和義

貞固足以幹事人各具是四德而不必能全是四德惟君子无一念不仁无一事不仁與仁渾合无間而以仁為體則无一物不在覆冒之下而足以長人矣君子事无不善善无不全嘉美乎事物之會凡綱常倫紀以至動靜語默无不盡美於吾性本然之禮无不合矣天下之物各有定分君子以物付物使之各得其所則義之裁制截然而不可犯者皆適得人情之安而无所乖矣天下之事本有正理君子知之甚明而守之甚固則經權常變

但出吾心之所灼見豫定者以應之而事皆依之以立矣

君子行此四德者故曰乾元亨利貞

人同具此四德惟君子以自強不息之心而體仁嘉會利物貞固以行此四德者非至健何以能之故曰乾元亨利貞惟乾能元惟乾能亨惟乾能利能貞正以惟君子之至健為行此四德也

此第一節申象傳之意

初九曰潛龍勿用何謂也子曰龍德而隱者也不易

乎世不成乎名遯世无悶不見是而无悶樂則行之憂則違之確乎其不可拔潛龍也

初九爻辭曰潛龍勿用何謂也子曰所謂潛龍蓋言其有神明不測之德而隱者也夫君子生衰溷之世而不爲世所易以變其守雖懷才抱德而不事表襮以求成乎名不易乎世而遯世易至于悶也君子獨恬然忘之而无悶不成乎名而不見是于人更易至于悶也君子亦恬然忘之而无悶茍其道與時過而可樂也則出而行之當其道與時

怍而可憂也則去而違之用舍无與于巳行藏安于所遇其所操持確乎其不可拔者則真所謂潛龍也

九二見龍在田利見大人何謂也子曰龍德而正中者也庸言之信庸行之謹閑邪存其誠善世而不伐德博而化易曰見龍在田利見大人君德也

九二爻辭曰見龍在田利見大人何謂也子曰此爻所言蓋以神明不測之德而不潛未躍位正乎中者也所謂龍德正中者如何庸言若无事于信

也而亦信焉庸行若无事于謹也而亦謹焉庸言亦信庸行亦謹若无事于閑邪矣而猶且閑邪以存其誠惡其蔽于言行者猶有不信不謹也夫如是是既善于世矣然不敢自以為善于世而或伐也其所以閑邪存誠者常欲然不自足也此純亦不已之誠也德至此自普施廣被而物无不化焉易曰見龍在田利見大人言人君之德已備乎此也

九三曰君子終日乾乾夕惕若厲无咎何謂也子曰

君子進德修業忠信所以進德也修辭立其誠所以居業也知至至之可與幾也知終終之可與存義也是故居上位而不驕在下位而不憂故惕惕因其時而惕雖危无咎矣

九三爻辭曰君子終日乾乾夕惕若厲无咎何謂也子曰所謂君子終日乾乾者謂其進吾性分之德使之高明修吾職分之業使之成立也其進德修業者如何忠焉而自盡信焉而以寔主乎中者无一念之不誠自能漸漸充滿日新不已是即所

以進德也修辭立其誠行顧其言使言不妄發則事皆可成終身循之常而不厭是即所以居業也人之所以不能進德者以其不曾有進德之寔心耳君子知德之如何爲至而其心必欲至之使可與剖析義理之幾微而德日進矣人之所以不能修業者以其不曾有修業之寔功耳君子知業之如何爲終而用力以終之則事物當然之義皆與我相安可以存之而无失而業可居矣德業既盛

是故在上位而不驕在下位而不憂无

往而不得其宜也君子既乾乾因時而惕則可以无咎也

九四曰或躍在淵无咎何謂也子曰上下无常非為邪也進退无恒非離羣也君子進德修業欲及時也故无咎

九四爻辭曰或躍在淵无咎何謂也子曰四之不果于上而又不安于下其无常如此似乎求進而為邪矣然其寔非為邪也四之不果于進而又不安于退其无恒如此似乎不安于潛見惕之羣離

之而獨進矣其寔非離羣也君子平日進德修業欲及時行乎天下恐失可為之机耳進以其時又何咎之有

九五曰飛龍在天利見大人何謂也子曰同聲相應同氣相求水流濕火就燥雲從龍風從虎聖人作而萬物覩本乎天者親上本乎地者親下則各從其類也

九五爻辭曰飛龍在天利見大人何謂也子曰天地間凡物之同聲者必與唱彼和而相應物之同

類者必此往彼來而相求水性潤下故流乎濕而濕者先濡火性炎上故就乎燥而燥者先燃龍興則雲生而雲從乎龍虎嘯則風起而風從乎虎凡物皆然聖人作于上則自有以新天下之耳目聳天下之觀聽而萬物皆快覩之矣所以然者以物之本乎天而生者則自親乎上物之本乎地而生者則自親乎下則各從其陰陽之類也聖人之于民類也其位乎天位安得不利見之乎

上九曰亢龍有悔何謂也子曰貴而无位高而无民

賢人在下位而无輔是以動而有悔也

上九爻辭曰亢龍有悔何謂也子曰上九居一卦之上至貴者也九所謂貴者以其有位也彼則亢矣故雖貴而无位亦至高者也九所謂高者以其有民也彼則亢矣故雖高而无民九五以下諸爻布列其下是賢人在下位也九樂有賢人在下位者以其為我輔也今則以上九之亢而莫有肯輔之者无位則无以安其身无民則无以承于下无輔則无以自立于上身孤而業廢是以動而有悔

也○此第二節申象傳之意
潛龍勿用下也見龍在田時舍也終日乾乾行事也
或躍在淵自試也飛龍在天上治也亢龍有悔窮之
災也乾元用九天下治也
此第三節再申釋象傳吾曰所謂潛龍勿用者言
其以龍德而居下位也見龍在田者言雖離于潛
尚未得大用于世故止為見龍在田也終日乾乾
者進德修業行所當行之事也或躍在淵者未遷
有為姑試其可進與否也飛龍在天言以聖人之

德居上位以出治也亢龍有悔以盈滿之極而致災也乾元之用九言君道剛而能柔則天下自此而治也

按文言三四節與象傳同例俱上句述經文下句解其義則乾元用九句亦當祇云乾卦之用九自陽變陰是剛而能柔君道如此天下可治矣于義似順諸說多以乾元即為君道用九即為剛而能柔即蒙引亦主此說然于愚心終不安故記之以質知者詳本義及小註元字不特

解似只宜輕帶過

潛龍勿用陽氣潛藏見龍在田天下文明終日乾乾與時偕行或躍在淵乾道乃革飛龍在天乃位乎天德亢龍有悔與時偕極乾元用九乃見天則

此第四節又申釋象傳若曰潛龍勿用言陽氣潛藏于下正君子養晦之時也見龍在田言大人出潛離隱天下被其德化而成文明之俗也終日乾乾言時當進修即能隨乎時而進修不息也或躍在淵言乾道至此離下而上變革之時故詳審而

未敢遽進也飛龍在天聖人至此乃位乎天德之位而道始大行也亢龍有悔居卦之上時旣極矣又以亢處之是與時偕極故動而有悔也乾元之用九言聖德之剛而能柔天道之法則于此可見不恃可見聖德君道而已也

時說乾元用九以統天之德而剛而能柔天則之妙不外此而見取其便于作文

乾元者始而亨者也利貞者性情也乾始能以美利利天下不言所利大矣哉

此第五節以天道明乾義而以聖人配天道所以申釋彖傳也若曰夫乾元者固以始乎物也然不特始之而已既始之而即大爲發舒以亨之者也至于利貞者舉前之發舒者復收斂歸藏生意各足寔理渾全是即乾之性情也始而亨固乾始之所亨也至于利貞而性情見亦乾始之所成就也是乾始不特始而亨又能以嘉美之利遍利乎天下使各得其性各成其形而究竟斂于无迹不自表暴其所利乾元豈不誠大矣哉

大哉乾乎剛健中正純粹精也

由四德觀之大哉乾乎豈一言所可盡乎氣机之為通為復无所屈撓蓋剛也其通復之一往一来未有止息蓋健也其相為交接也皆循序適均而不偏一何中也其自為分段也則各成一氣而不倚一何正也其剛健又極其至而不雜乎陰柔又何純也其中正又極其至而不雜于邪惡又何粹也且其所為純粹者又至微至妙无聲臭形象之可言又何精也乾之為乾如此豈常人所能測者

乎

六爻發揮旁通情也時乘六龍以御天也雲行雨施

天下平也

惟聖人以乾之六爻發揮之乃所以旁通乎乾之情使四德之旨昭然而无餘緼也聖人既洞悉天道故其因時而乘潛見飛躍之六龍以行此天道也德澤之被乎人如雲之行如雨之施隨處洋溢而天下已无不遂生復性而平矣聖人之德不與天為一乎

君子以成德為行日可見之行也潛之為言也隱而未見行而未成是以君子弗用也

此第六節又復申釋象傳若曰初之潛龍勿用何也君子以已成之德為經邦立事之行斯計日而有可見之成績也今夫潛之為言也身方隱而未見故其行因而未成有德而无時則業无由立是君子但當養晦以待時而弗用也

君子學以聚之問以辨之寬以居之仁以行之易曰見龍在田利見大人君德也

二之為見龍在田利見大人何也君子以天下之理。散于事物之間或在方策之上非一端也則廣搜博覽以聚之然所聚之理有精粗本末焉有是非得失焉不易明也則訪師質友以辨之至于是非得失精粗本末既了然于心則復寬拓其心胸以容受之使衆理之蓄于吾心淵涵海納而不知其涯際也至于事物之来其所以措置之者又皆大公而无私至當而不易此自修之全功也有天德斯有王道易曰見龍在田利見大人言雖非君

位而人君之德已備也

九三重剛而不中上不在天下不在田故乾乾因其時而惕雖危无咎矣

九三之為爻重剛而不中其德易有咎也又上不在天下不在田其時位又易得咎也惟其陽剛之資能自警戒故乾乾因其時而惕雖危无咎矣

九四重剛而不中上不在天下不在田中不在人故或之或之者疑之也故无咎

九四之為爻剛而不中資本能疑者也其位又上

不在天未登元后之尊也下不在田身居百僚之上也中不在人无事進修之力也正進退未定之會故上不遽上進不遽進而或之或之者正詳審其可否而疑之也其不肯輕躁如此故无咎

夫大人者與天地合其德與日月合其明與四時合其序與鬼神合其吉凶先天而天弗違後天而奉天時天且弗違而况于人乎况于鬼神乎

九五爻曰飛龍在天利見大人夫大人者大以道耳覆載之德莫大于天地大人與天地合其德照

臨之明莫大于日月大人與日月合其明序而不忒者莫大于四時大人與四時合其序吉凶不爽者莫大于鬼神大人則與鬼神合其吉凶有天所未曾顯示而大人創爲之先乎天也雖先乎天而寔合乎天亦自推行將去而天不違有天所已顯示而大人依而爲之遂奉天之時而不失天且弗違而況于人乎安得不遠有望而近不厭也況于鬼神乎安得不山川效靈卜筮其依也

亢之爲言也知進而不知退知存而不知亡知得而

不知喪其唯聖人乎知進退存亡而不失其正者其
唯聖人乎
上爻之為亢龍有悔何也亢之為言也知身之宜
進矣而不知其亦宜退而一于進知位之見存矣
而不知其亦易亡而恃其存知物之既得矣而不
知其亦易失而自矜其得所以動而有悔也其唯
聖人乎知進之必有退存之亦易亡能處之以道
而不失其正者其唯聖人乃能之乎夫子于乾卦
象彖之辭重復申明所以明易理之无窮不可執

一端以求也

䷁ 坤下坤上

坤元亨利牝馬之貞君子有攸往先迷後得主利西南得朋東北喪朋安貞吉

⚋者偶也陰之數也三畫皆偶則爲坤坤者順也言陰之性順也陰之成形者莫大于地故象其爲地此卦上下皆坤則是陰之純順之至者故坤之名不易文王係辭以爲坤者天下之至順也至順則能虛心而順應循物而无違其于天下何行而

不得其占當得大通然以順而始者又貴乎以順而終故利在牝馬之貞當固守其貞而不失如牝馬之順而健也君子如有所往任己而先物則迷居後而從陽則得其所主者在于順利而不在于斷制若往西南之陰方則有同心同德之助而得朋若往東北之陽方則從非其類而喪朋夫後也利也西南也坤道之貞也君子能安乎貞而不還則事可成朋可得而吉矣

彖曰至哉坤元萬物資生乃順承天

夫子以地道釋卦辭曰至極而无以加者坤之元乎方資始之時僅有其氣及坤元蔾育則氣肇而為形坤元者萬物之所資以生其形者也其所以資生乎萬物者豈坤之自生乎物哉乃順承乎天之施氣至則生耳坤之元一乾之元也此坤元之所以為至也

坤厚載物德合无疆含弘廣大品物咸亨

所謂亨者如何坤之厚无一物之不載其載物之厚德真能上合乾之无疆何以見其厚德載物方

其化机之将出未出則停蓄于内而无所不有德之所緼者何厚也及化机之既發則日新于外而无處不被德之顯設者何厚也厚德如此是以品物當其光大之會无不暢茂條達而咸亨焉

厚載物就德說不就形說要切亨意言萬物皆在其長養之内也

牝馬地類行地无疆柔順利貞君子攸行

何以曰利牝馬之貞也盖以牝馬屬陰而又行地是地之類也其性之順可知矣然其行地能不息

而无疆是順而且健也坤之德承天之施而裴育
不違何柔順也而所以為柔順者又能克底有成
而未嘗止息柔順而利貞也是以不徒曰利貞而
曰利牝馬之貞也坤之德如此誠君子所當體而
行之者乎

先迷失道後順得常西南得朋乃與類行東北喪朋
乃終有慶

君子攸行者何如坤之占可考也所謂先迷者以
其居先則失坤之道也後得者坤在後則為順而

得其常也西南得朋者西南陰方以陰從陰是柔順與柔順者同類相助以行也東北喪朋者以強暴者不可共與事若能反之西南以就柔順之人則終有慶也

安貞之吉應地无疆

夫坤之為道先非貞而後為貞東北非貞而西南為貞君子心安于貞而无所勉強自得常得朋而吉矣君子攸行如此是坤道此健順君子亦此健順與地之无疆者不相應而不二乎

象曰地勢坤君子以厚德載物

夫子釋坤卦之象曰坤為地上下皆坤是地之為勢高下相因而无窮乃至順極厚而无不載者君子體坤之象知萬民之托乎君猶萬物之托乎地其德之積於中與含弘者同體其德之發于外與光大者同用仁漸而義摩禮陶而樂淑使天下之物皆有以遂其生復其性斯其為應地无疆也乎

初六履霜堅氷至

六陰爻之名蓍數六為老陰八為少陰故謂陰爻

為六此爻一陰始生于下其端甚微而其勢必盛故其象為方履乎霜知冰堅之將至如小人之初進若不足為患其後必至滋蔓披猖流毒无窮君子當蚤見而預圖之也。

象曰履霜堅冰陰始凝也馴致其道至堅冰也

夫子釋爻下之辭曰初六而曰履霜堅冰以其為陰之始凝也若不蚤為之備而因循漸積其勢則必至於堅冰之盛矣君子可不制之于其微哉

夫子解經全吃力在馴致二字從來小人用事

直是漸漸挨來人不及覺

六二

六二直方大不習无不利

六二柔順中正得坤道之純者柔順中正之主乎內則為直廓然大公而无邪曲之私柔順中正之見乎外則為方物來順應而合至當之則其直也无一念之不直其方也无一事之不方又何其大也六二之德如是却又自然而然非有所矯而後直也非有所制而後方也其直與方非有所擴而後大也不待學習而自利于內外之間矣占者有

如是之德則其占當如是也

象曰六二之動直以方也不習无不利地道光也

六二有柔順中正之德當其靜時不可得而見也及其一動則存乎內者見其无私而直發乎外者見其當理而方也九德之待乎勉強者未為盛也六二之之直方大不習无不利則不思不勉從容中道矣地道至此不極其盛而大光乎

地道就人上說言人之全乎地道者至此為極盛也

六三含章可貞或從王事无成有終

六陰三陽以陰而含陽是有經綸濟世之美而自韜晦宜固守之以待時者然居下之上進用有机豈終于含藏者時或出而從王之事始雖不敢專成而後必能終君之事孔君所倡之于先者皆代終之于後也爻有此象故戒占者有此德則如此占也

象曰含章可貞以時發也或從王事知光大也

爻所謂含章可貞非終隱其能也乃待時而後發

耳或從王事而无成有終者以其知之光大知分之不可以越知職之不可不盡也

六四括囊无咎无譽

六四重陰不中重陰是人之能收斂者不中則又當閉藏之時故其象占爲括囊言謹密韜晦如結囊之口然如此則不敢任天下之事者亦不敗天下之事何咎之有不能成天下之功者亦不能享天下之名何譽之有

括囊者本心只圖无咎而已无譽非所計也故

象傳只說无咎

象曰括囊无咎慎不害也

六四云括囊无咎者以其能慎故不害也慎于為則无敗事慎于出則不辱身也

六五黃裳元吉

六五以陰居尊位陰性順而五得中其中順之德充諸內而見于外凡一言一動蜚政臨民之際无性而非中順无煩无僻不驕不亢所謂居尊而能下人者也如此則治化大行民心愛戴故其象為

黄裳其占當得大善而吉也堯之允恭克讓舜之温恭允塞文王之徽柔懿恭正所謂黄裳元吉者也

象曰黄裳元吉文在中也

六五之黄裳元吉一言一動出政臨下之際无非中順之所發越其文可謂盛矣然豈得之自外哉此文也乃在中者也本之于中而暢之于外者也

上六龍戰于野其血玄黄

陽統夫陰陰承夫陽此定分也上六則陰盛之極

其勢必與陽爭故爲龍戰于野之象夫陽既衰而
與陰之盛者爭勢固必敗然陰不循其道而與陽
爭亦豈陰之利哉故必兩敗俱傷而其血玄或
黄也此正堅氷之禍君子可不謹于履霜之時耶
象曰龍戰于野其道窮也
所以龍戰于野者以陰之道昔之所馴致者至此
極盛故敢與陽戰也若蚤制之則无此禍矣
用六利永貞
六陰皆老而用六則陰變而爲陽夫陰柔不能固

守今變而陽則剛以濟柔而能永貞矣故占者利
于永永守此正道而不貳也
象曰用六永貞以大終也。
用六何以能永貞也盖易之理陽大而陰小在陰
之小本不能固守今以陰之小而終爲陽之大則
其剛健之操足以有守而永貞矣
文言曰坤至柔而動也剛至靜而德方
文言之申明坤卦者曰坤之象辭所謂利牝馬之
貞者何如哉夫坤之爲道退然无爲至柔也柔則

嫌于无力而不剛然乾之施一至即能翕受而敷施之生成之机沛乎莫遏何其剛也寂然无事至静也静則嫌于无别而不方然其生物之德陶鎔萬類各有常形而不可移易何其方也至柔順也至柔而動剛則順而健矣至静順也至静而德方則順而健矣此所謂牝馬之貞也

至柔至静其本體也動剛德方其發用也皆一時事

後得主而有常

坤以順而健為貞是以君子之安貞應地者後得
而不敢先物主于利而不肯斷制非特一時為然
而以為一定不易之常道也
時說，多就坤說從蒙引主君子說
含萬物而化光
自坤之亨言之坤自資生而後萬物生意皆包含
于內充積者甚裕也及其蕃達于外則形形色色
无不暢遂其功化何光顯乎
坤道其順乎承天而時行

積漸辯三字
周重而早字
尤重

吾觀夫坤之為道其天下之至順者乎其所以資生乎萬物者一惟承乎天之所施而時行之不先時而有為不後時而不為所以為順也

有分貞利亨元說者本之雲峰胡氏蒙引破其說今從蒙引

積善之家必有餘慶積不善之家必有餘殃臣弒其君子弒其父非一朝一夕之故其所由來者漸矣由辯之不早辯也易曰履霜堅冰至蓋言順也順謹愼也朱子改作愼言古通用

坤之爻辭曰履霜堅冰至者何也天下事未有不

由漸積而成者。自人家道之興衰言之。積善之家不特身受其福也。必有餘慶及其子孫。積不善之家不特身受其禍也。必有餘殃及其子孫。此其常理也。又以變故之大者言之。臣弑其君子弑其父。亦非一朝一夕之故。蓋其所由來者有漸。亦莫不由積而成也。若爲君父者當其初萌之時而早辯之。則不至有弑逆之禍矣。惟其辯之不早。至于時勢既成。然後起而裁之。則禍立至矣。易曰、履霜堅氷至、蓋言人當于其漸者而慎之也直其正也方其義也君子敬以直内義以方外敬義立而德不孤直方大不習无不利則不疑其所行也六二所謂直者即人心本然之正也所謂方者即人心裁制之義也皆其固有而非外鑠者也君子當主敬以直其内以不失吾本然之正守義以方其外使協乎本然之義能直内而不能方外能方外而不能直内皆孤也敬義並立則内外交養不偏于一善而德不孤不期大而大矣所謂直方大不習无不利者則以體用全備无適不宜其于行

事迎然而无所疑惑也
蒙引云直其正也二句似元者善之長以下君子敬以直内二句似君子體仁以下四句時講多截直其正也二句為六二之成德君子以下為進德欠確當
陰雖有美含之以從王事弗敢成也地道也妻道也臣道也地道无成而代有終也
六三之義蓋言陰之為道雖有才美但當含之而已不宜自炫也以此而從王之事即鞠躬盡瘁亦

弗敢有其成功也所以然者何哉地之道當如是也妻之道當如是也臣之道當如是也夫地之為道其于天无有専成而但承天之施以代之有終耳妻道臣道從可知矣此其所以含章而无成也

天地變化草木蕃天地閉賢人隱易曰括囊无咎无譽蓋言謹也

六四何以言括囊夫世運之盛天地交感而變化雖草木亦蕃則賢人可知及世運之衰天地閉塞而不通則賢人必隱君子出處之隨乎時如此易

曰括囊无咎无譽蓋言天地閉塞之時當謹避而
不出也
君子黃中通理正位居體美在其中而暢于四肢發
于事業美之至也
六五之取象于黃裳者何也君子中德渾然在内
萬事萬理无不貫通而有以盡其大一事一物各
有條理而有以極其微此所以取象於黃也五爲
尊位而順德所著乃温恭接下平易近民而不以
尊貴自居是身正人君之位而居在下之體此所

以取象於裳也夫此中順之德固有内外之分然合而言之惟中德之美充乎其中因而暢於四肢而動容周旋之間无非温恭之度發於事業而經世度務之際无非和平之化夫充積不厚不可言美發越未盛亦未可言美之至今中德充於中而順德著於外如此誠美之至極而无以加者也

陰疑于陽必戰為其嫌於无陽也故稱龍焉猶未離其類也故稱血焉夫玄黄者

天地之雜也天玄而地黄

上六之義何也陽大而陰小陽尊而陰卑何敢與陽敵上六陰盛之極其氣勢近似乎陽在陰必不肯安其分在陽亦有所難堪勢必至於戰時勢至此疑於无陽矣故爻詞稱龍焉以為陽雖微陽之名分固自在也又以陰雖盛猶未離乎陰之類也故稱血焉以明其為陰也陽與陰之名既正使天下曉然知大義之所在所以扶陽而抑陰也其曰玄黄何也夫玄黄者陰陽之相雜糅也天之色本玄而地之色本黄今兼舉之所以明其俱傷也惟

不辨之於早故至此君子可不思謹其微哉時說講天玄而地黃以為明陰陽之定分終不可得而淆只取便於取文其寔非本旨讀者酌從之

䷂ 震下坎上

屯元亨利貞。勿用有攸往。利建侯。

屯之為卦內震外坎乾坤之後一索而得震震為乾坤始交坎以一陽陷於二陰之間故為險陷此卦以震遇坎是乾坤始交而遇險陷物之始生而

未通其在世運正草昧之初天下未定名分未明從時故其卦爲屯屯者鬱而未通之謂也震以一陽在二陰之下其德爲動震動在下而坎險在上是在險中而能動不爲所束縛者人有此興衰撥亂摧陷廓清之才自足以弘濟時艱何屯之不可濟故其占爲元亨然方在險中必須從容觀變未可見小欲速而輕有所爲故利於守正而勿遽有所往也夫屯難之世固宜立君以統治卦之初九陽居陰下而爲成卦之主其德又足以得民而爲

可君之人、故利於衆建諸侯、侯各有統治以濟此
屯也。

象曰。屯、剛柔始交而難生。

此是以卦之二體釋卦名義。孔子謂、屯之為卦、內
卦震以一陽在二陰之下、是剛柔始交、外卦坎以
一陽陷二陰之間、是為難生。天地之氣初交而尚
有險陷、是萬物初生而未能申、如天地初闢而世
難方殷者、故名曰屯、

動乎險中。大亨貞。

卦辭何以曰元亨利貞夫震之德為動坎之德為險以震遇坎是以奮發有為之才而當艱難禍變之會能動乎險中而不為所困者才足有為故可以濟屯而大亨然方在險中未可輕有所為故尤利在守正也

雷雨之動滿盈天造草昧宜建侯而不寧

卦辭又曰利建侯何也震之象雷坎之象雨雷雨交作充滿兩間其象如天運雜亂晦冥天下未定名分未明之時正宜立君以統治而又當常存戒

懼以圖治而撥亂未可遽以為已安寧也
象曰雲雷屯君子以經綸
雲雷交作而未成雨是世運屯難之象故其卦為
屯君子當此之時拘以經之而治其大綱綸之而
理其條目使未定者由此而定未明者由此而明
也可濟矣
經綸皆治絲之事經者總引其緒如凡事先正
其大綱也綸者隨其條理而合之如凡事理其
節目使彼此相宜也皆借用字

初九盤桓利居貞利建侯

初九爻當屯之初世難方殷未可遽進之時也以陽在下陽雖有可進之資而在下則无上進之勢又居動體本有欲進之志而上應陰柔險陷之爻却无同德之助故其志雖欲進以濟屯却不得進而有遲回却顧之象然以陽居陽居得其正故其占又利安處于正守道待時而不安進也初九本成卦之主以陽下陰而為民所歸君之象也故占者能如是則利建以為侯也

彖曰雖磐桓志行正也以貴下賤大得民也

象曰人多以難進而躁動失正初九雖磐桓難進然其志則在于行正有救人之心而未常无守身之節故曰利居貞也其曰利建侯者以其有超羣出類之才德是貴也卻能下乎賤其所念慮所作爲皆安人利物之圖舍已便人之事如此則大得乎民心而君侯之位不能舍之而他往也

六二屯如邅如乘馬班如匪寇婚媾女子貞不字十年乃字

六二陰柔中正與五為正應其君臣之分已定以其逼近于初為其所難而屯如遂不能遽合于五而邅如其所乘之馬東西布列而不得前夫此初爻之逼六二寔匪為寇而欲害之也欲為婚媾以厚我耳此人情所易暱而喪其守者六二乃能守正不許如女子之貞而不字于人直至十年之久數窮理極妄求者去正應者合乃字之也

象曰六二之難乘剛也十年乃字反常也

六二之邅迴難進者以其乘初九之剛為其所難

也十年乃字者二五相應本理之常向也為初所
難而失其常今也數窮理極正應者合而復其常
也

六三即鹿无虞惟入于林中君子幾不如舍往吝

六三陰柔居下不中不正内无濟屯之資上无正
應外又无共濟之人然其陰柔而不中正必不可
進而躁于進非惟不得逐其進而反以取困故為
逐鹿而無虞人以為之導惟陷于林中之象君子
而知進退之幾不如舍而勿逐可也若往逐而不

舍則必至于羞吝矣

象曰即鹿无虞以從禽也君子舍之往吝窮也

爻詞所謂即鹿無虞者以躁進者心貪乎利而惟知從乎禽也君子則能舍之若往而不舍則羞吝而窮也

六四乘馬班如求婚媾往吉无不利

六四居大臣之位有濟屯之責以其陰柔才弱不能上進以濟屯也故有乘馬班如之象初九以陽剛之才守正居下以為可即吾之婚媾也若能下

求之以自輔則往足以濟屯而吉无不利矣

象曰求而往明也

六四知己之不足而下求初九以自輔而往是可謂明也已矣

九五屯其膏小貞吉大貞凶

九五以陽剛中正而居尊位是有才有德而且有位然當屯之時陷乎險中則國勢已危天命已去雖有六二正應而陰柔才弱不能為援是輔相无人又初九得民于下衆皆歸之是人心已他有所

屬如此則九五坎體之德澤无由而布為屯其膏之象占者值此時勢以處小事无關成敗之大者則守正猶可得吉若處大事欲大有作為則雖守正而亦凶矣其所能者人也其所不能者天也亦將若之何哉

象曰屯其膏施未光也

九五所謂屯其膏者以時勢已去其德澤雖欲施而未能光大以及下也

上六乘馬班如泣血漣如

上六居屯之終本有将濟之机但陰柔无應既无其才又无其輔人已兩不足恃其何能濟但見其進无所之惟有憂懼而已

象曰泣血漣如何可長也

言當屯極而不能濟則必至喪亡也

程傳云卦者事也爻者事之時也分三而又兩之足以包括衆理引而伸之觸類而長之天下之能事畢矣按程子鮝此言于屯卦之末欲人以學易之法如屯是一事六爻則各言其所以

處是屯者然據各爻所取是一義自他爻彼此相取又一義有難以執一者如屯初爻是成卦之主固處屯之最善者自二爻視之則為強鄰相逼自五爻視之則為新造之主于義殊有未善自四爻視之則又為賢人之在下而可相輔者他卦亦然所謂不可為典要也

䷃ 坎下艮上

蒙亨匪我求童蒙童蒙求我初筮告再三瀆瀆則不告利貞

蒙者物生之初蒙昧未明也其卦坎下艮上艮以一陽止于二陰之上其象為山其德為止今以坎遇艮是山下有險蒙之地也内險而外止蒙之意也故其卦為蒙文王繫之辭曰人之蒙者有亨道焉愚可明柔可強不終於蒙也蒙之所以得亨者何也九二以剛居中善於發蒙者也其教人也匪我往求童蒙乃童蒙求我而後應之是謂不枉教而蒙知所尊人必竭其精一如初筮之誠而後告之若其心不誠而至再至三是瀆也瀆則不告矣

是謂不輕教而人知所勉善教如此蒙所由以亨也然其所以教之者又利於以正啟之以當知當行之理而異端曲學不得入焉此尤教者所當謹也

象曰蒙山下有險險而止蒙

蒙之為卦自其象言之山下有險以峻絶之處而下有坎陥人將手足莫措是蒙昧之地也自其德言之内險而外止存乎内者陧杌而不安見乎外者又窒礙而不利是蒙昧之意也故其卦為蒙

蒙亨以亨行時中也匪我求童蒙童蒙求我志應也
初筮告以剛中也再三瀆瀆則不告瀆蒙也蒙以養
正聖功也
卦辭云蒙亨者九二以能亨人之道而行以其昭
昭使人昭昭既非无本之教且其教人也又得時
之中而適當其節焉何以見之以象辭下文觀之
所謂匪我求童蒙童蒙求我者言六五之志來應
乎我而後施教也是以亨行于立教之始而得時
中也所謂初筮告者以其剛而得中故教人有節

也再三瀆瀆則不告九二之意以爲至再三而亦告之則非但蒙之瀆我而我亦瀆蒙故不告也是以亨行于施教之日而得時中也蒙之所以亨也彖辭所謂利貞者當其蒙時而養之以正則聖人之域由此而馴致是即作聖人之功也養蒙者可不加之意乎

聖人之所以爲聖人者正而已矣故養蒙以正即作聖之功

象曰山下出泉蒙君子以果行育德

山下出泉以消消之微壅于沙石未能遽達是之謂蒙。君子知蒙之不可不養也、果其行焉、凡理之體于身者、勇往直前、不敢以怠心乘之。育其德焉、理之得于心者、優遊厭飫、不敢以躁心乘之。內外交養如此、雖愚必明雖柔必強矣、豈終于蒙乎、

蒙引云果行育德只爭蒙字言不必粘著山泉

又云果行育德有內外无先後

初六發蒙利用刑人用說桎梏以往吝

初六以陰居下是人之至愚暗者占者遇此當開

其蔽矯其偏以發其蒙發之之道當何如陰柔最下之質非寬容優裕所能諭也利用刑人以威之使之知懲然又不可一于嚴又必脫其桎梏以寬之觀其自新若一循夫嚴之道以往而不舍則在彼既有所不堪而吾之教亦有所不行矣何吝如之

象曰利用刑人以正法也

發蒙之初法有不正則人情易玩爻所謂利用刑人所以整肅其坊範規矩使之知畏則吾教易入

耳

九二包蒙吉納婦吉子克家

九二以陽剛為內卦之主統治羣陰是當發蒙之任者以理言之所治既廣物性不齊不可一概取必固當有所包容也然爻之德剛而不過又能有所包容者故為包蒙之象人无賢愚皆受其益其吉可知又以陽受陰為納婦之象陽得陰助家道有成故其占亦吉又以剛居下位而任上發蒙之事不負所托如為子而任父之事而克荷其家故

爲子克家之象占者有其德則如其占矣

象曰子克家剛柔接也

爻所謂子克家者不特二之才足以任也亦以五能任用乎二剛之與柔情義相接故二得以伸其才耳

六三勿用取女見金夫不有躬无攸利

陰柔不中不正錮蔽之甚不可化誨者也占者遇之勿用取女以此女見有金之夫則不自有其身而從從之取之何所利乎

象曰勿用取女行不順也

爻所謂勿用取女者以此女之行邪僻而不慎也

六四困蒙吝

蒙者全賴明者以發六四之陰柔既遠於上二之陽不得賢明之君子以近之又應初六之陰而无正應无所親之賢者以為之助則蒙无自而發而困于蒙矣困于蒙則終於下愚之歸矣孰甚焉

象曰困蒙之吝獨遠實也

陰待陽以發其蒙今六四困於蒙而致吝以其獨

遠於陽剛之寔德而不知親賢其終于蒙也宜矣
六五童蒙吉
六五柔中居尊下應九二蒙之純一而不雜者也有虗巳之誠而无自用之失則賢者得以盡其啟沃之力德性以明治功以成而吉矣
象曰童蒙之吉順以巽也
童蒙之得吉者以其有純一不雜之順德以巽而聽於人之開導也
上九擊蒙不利為寇利禦寇

以剛居上是治蒙過剛者故為用威擊蒙之象擊蒙雖非治蒙之善亦願所用何如若用此剛治之法而責蒙以未能知未能行之事是反為蒙之害而為寇也何利之有惟用威嚴以捍其外誘而全其真純雖過嚴密乃所謂養蒙以正者何利如之

象曰利用禦寇上下順也

以擊蒙之過嚴而利用禦寇者上施之則為養蒙之正下受之則有作聖之功上下各得其宜而順故曰利也

䷄ 乾下坎上

需有孚光亨貞吉利涉大川

此卦以乾之剛而遇坎之險夫乾天下之至健其德行恒易以知險則沉毅不苟而能寧耐以待故卦名為需文王見此卦九五坎體中寔陽剛中正而居尊位又坎水在前而乾以剛健臨之故係詞以示占者說人於當需之時固有出於勢之不得不然而非其心之誠然者非能需者也必需而有孚寔心以需而无欲速之念是真能以義命自安

者利害計較之私不得擾亂其胸中其心之光明

而亨通為何如然所需之事若又得乎正道則事

无不宜而得吉即臨大難亦必得濟而利涉大川

矣

象曰需須也險在前也剛健而不陷其義不困窮矣

夫子釋之說卦名曰需須待之義也其所以為需

者坎在上乾在下是有險在其前也九性之陰柔

者多有躁動之失而乾以剛健臨之則能從容靜

俟而不冒險以進觀其處險之義自當能濟而不

至於困竆矣

需有孚光亨貞吉位乎天位以正中也利涉大川往有功也

卦詞所謂需有孚光亨貞吉者何取哉以卦之九五位乎天位而德備乎正中也不徒有尊勢而能正且中則无茍且僥倖之事又无欲速期望之私而有孚光亨貞吉者在是矣其言利涉大川者以其既有孚而且貞則沉毅以觀變慎密以謀幾何險之不可出是以往而有功也

以字當作而字看

象曰雲上于天需君子以飲食宴樂

象傳曰雲上於天无所復為惟待陰陽之和而自雨需之象也故為需君子體此象遇事之當需者亦更无所作為惟飲食宴樂以俟其自至而已飲食宴樂只形容居易俟命之意非真教人宴樂也

初九需于郊利用恒无咎

初九未近乎險世變雖殷而身在事外有需于郊

之象然恐其不能固守而中變也九之陽剛又有能恒其所之象故或占者利用始終一致恒久而不變則不降不辱身名俱全何咎之有

象曰需于郊不犯難行也利用恒无咎未失常也

爻所謂需于郊言其超然事外不冒險難而行也利用恒无咎者言其安靜自守若將終身不失其處需之常道故得无咎也

九二需于沙小有言終吉

九二漸近於坎是需於沙之象雖禍未有及身而

不免小有言語之傷然九二剛中者也剛則有沉毅之操中則有善處之術終必出乎險而得吉矣終吉以本爻之德言占在言外

象曰需于沙衍在中也雖小有言以吉終也

九二需于沙漸近乎險矣然有剛中之德能以寬而居中不急進也故雖小有言而究竟得吉也衍字貼剛字中字即本義剛中能需之中

九三需于泥致寇至

九三去險愈近而過剛不中所處之地既瀕于險

而又以過剛不中趨之其能免於害乎故爲需於泥致寇至之象其視初之无咎二之終吉遠矣

象曰需于泥災在外也自我致寇敬慎不敗也

九三之需于泥言災害即在外卦與已甚相近也其言致寇至者以九三過剛不中而不能需寇害之來寔自我致之使其能敬慎而不妄動則雖需於泥而亦可以不敗也豈可謂近險而无善全之術乎

六四需于血出自穴

六四爻坎體已身入乎險矣有需于血之象然柔得其正能需而不安進故終自險而出爲出自穴之象占者若在險地而能如此則險可出而身可保矣

象曰需于血順以聽也

六四雖需於血然有柔正之順德而聽乎機會之自至故終免乎險而出自穴也

九五需於酒食貞吉

九五陽剛中正而需於尊位九所當爲之事已无

不克盡至此惟安以待之不復更有作為有需於酒食之象即所謂有孚而貞者也占者若能如是而貞則无需不獲而吉矣

貞吉為占者言

象曰酒食貞吉以中正也

九五爻詞所謂酒食貞吉者以其居上卦之中得陽位之正中則无計較之私正則无侥倖之舉需之盡善者也

上六入於穴有不速之客三人来敬之終吉

上六陰居險極无復可需是已陷于險為入於穴之象夫既陷于險若无可為矣所幸下應九三初二二陽又三同類相與需極并進同欲出險卒然與之相遭為不速之客三人来之象上六陰柔必能虔已以順之為敬之之象如是則終必得陽之助可以出險而吉矣占者若於力无可為之時猝遇共濟之人而能順之必賴其力以出險矣

象曰不速之客来敬之終吉雖不當位未大失也

上六所以有不速之客敬之終吉者以陰居險極

才與時左固為不當位然遇賢而能敬終賴人以濟雖不當位于需之道尚未為大失也

蒙引云六爻吉凶不全係於去險之遠近只在能需不能需之間耳

坎下乾上

訟有孚窒惕中吉終凶利見大人不利涉大川

此卦乾剛而坎險自上下言之則為上剛以凌其下下險以伺其上自一人言之則為內險而外健自彼己言之則為此險而彼健皆致爭辯之道故

其卦為訟文王以卦之九二中寔而无應為有孚見窒之象坎為加憂卦變自遯而来剛来居二而得中有陽而得中之象上九過剛有終訟之象九五中正有大人之象以剛乘險有不利涉川之象故係之詞曰訟之為卦蓋以有孚信之心而見窒于人理直而受枉因不得已而訟既訟矣將何道以處之必心存恐懼可止則止而適得其中則不終于窒而吉矣若求勝不已而必欲究竟其訟則禍將不測而致凶矣必往見中正之大人以辨其

是非則理可直而利矣若以求勝之心而冒險以進則必致敗而不利矣如此則吉如彼則凶如此則利如彼則不利占者有窒而求伸可不審所處哉

彖曰訟上剛下險險而健訟

卦之所以為訟者以其以坎遇乾是上剛而下險內險而外健此險而彼健上以剛制下則下有所難堪下以險伺上則上為其所脅內險既有深賊之術外健又有悍鷙之才此險則能挾彼之短以

為詞彼健又有敵我之勢而不屈此皆致訟之道
故為訟

訟有孚窒惕中吉剛来而得中也終凶訟不可成也
利見大人尚中正也不利涉大川入于淵也
象所謂訟有孚窒惕中吉者以卦變自遯剛来居二而得下卦之中也剛而得中是善用其剛而无恃壯之過故其訟能惕而得中也所謂終凶者以訟之一事揚人之惡增俗之偷原非美德以理言之非君子之所宜成者也所謂利見大人者取九

五中正有大人之象是能聽訟者故言利見之也
不利涉大川者以乾之剛寔而履坎之險陷是自
入于淵也
　剛来而得中是言九自三来居二得下卦之中
就爻位言惕中與本義懼而得中是言訟者可
止而止得理之中就事體言二中字雖相因其
　所指則不同不可混
象曰天與水違行訟君子以作事謀始
天上而水下其行相違是為訟象君子知訟之所

自起由于人情之相違故其作事也謀之于始必求當乎物理合乎人情而不至于相違則訟端絶矣

初六不永所事小有言終吉

初六陰柔本非終訟之資居下又无終訟之勢故爲不終其所訟之象既不終訟其始也雖小有言語之傷以致訟其終必无訟而得吉矣

象曰不永所事訟不可長也雖小有言其辯明也

初六不永所事夫訟本不可長初六固未爲失也

如此則初雖小有言語之傷以致訟終必辯明而得吉也

九二不克訟歸而逋其邑人三百戶无眚

九二陽剛為險之主本欲訟者也然以剛居柔得下之中是能裁度事理者又上應九五陽剛居尊勢不可敵既知理之不當訟又見勢之不可訟故其象為不克訟乃歸而逃避以卑約自處其邑人僅三百戶能退讓不競如此斯免災患之道矣

象曰不克訟歸逋竄也自下訟上患至掇也

九二所以不克訟歸逋竄者蓋二本非五敵若不知退避而自下訟上則禍患之至寔自取之矣

六三食舊德貞厲終吉或從王事无成

六三陰柔非能訟者但享其平日之常分而不與人爭可謂能守正者以其質弱不免為人所侵而有危厲然能含忍不報終必得吉雖厲不能為害也陰柔質弱則短於有為之才或出而從王之事亦必无成功矣

象曰食舊德從上吉也

六三之惟食舊德而從王事則无成者以其陰柔不當自主事必在上者主之于先而已從之乃得吉也

九四不克訟復即命渝安貞吉

九四剛而不中有訟之象幸其居柔故其象為能以理自制不克訟而復就乎正理且變其好勝之心而安處於正真能改過自新者吉之道也

復即命以事言渝安貞以心言有内外无先後

蒙引解初六之終吉九二之无眚六三之終吉

與此爻之吉俱作象說不作占說以其爲爻德
所自具非以告占者也
象曰復即命渝安貞不失也
九四之復即命渝安貞初有欲訟之失後乃能自
新如此則立心行事皆返于无過而不失故曰吉
也
九五訟元吉
九五陽剛中正以居尊位聽訟而得其平者也占
者遇此爻若訟而有理則必得見如是之人以伸

其枉達其情而得大吉矣

訟者元吉非九五元吉爻與占者相爲賓主

彖曰訟元吉以中正也

訟之所以元吉者以九五之中正故也中則聽不偏正則斷合理有孚而窒者遇之自然獲伸所以元吉也

上九或錫之鞶帶終朝三褫之

上九以剛居訟極是健訟而必欲取勝者故有時倖勝而或錫之鞶帶然以訟而得豈能安久雖售

歟于一時是非曲直自當有辨終朝之間而已三褫之矣終訟者亦何利乎

象曰以訟受服亦不足敬也

夫子說不必計其褫與否也即其以訟而受此服得不以道服之不稱甚矣雖章服在身亦不足敬也況又終必褫之乎

䷆ 坎下坤上

師貞丈人吉无咎

此卦下坎上坤伏至險于大順藏不測于至靜有

寓兵于農之象又九二以一陽居下卦之中為將之象上下五陰為衆之象六五以柔居尊下應九二而任之為人君命將出師之象故其卦為師文王係之詞曰人君用師之道在得正與擇將而已若不得正則兵出无名而事不成若不擇將則將不知兵而棄其衆故用師者必名義甚正寔為伐罪取殘之舉而又使老成之人以將之是真能帥師以正之人則民悅而從戰必勝攻必取而得吉矣又何咎之有用師之道如此占者可知所遵矣

大全朱子解吉无咎與无咎吉精確可玩本義
解貞丈人不貼出九二来不知其說
彖曰師衆也貞正也能以衆正可以王矣
孔子釋之曰卦辭言師貞者何也夫師者衆之義
也即伍兩卒旅之屬也貞者正之義也言去暴而
非為暴也九二以一陽在下卦之中上下五陰皆
順而從之是能倡率衆人而動必以正者所謂仁
義弔伐之師也將能如此則任將者天與人歸而
可以王矣

剛中而應行險而順以此毒天下而民從之吉又何咎矣

所謂丈人吉无咎者何也自卦體言之九五剛中而應六五則是威而不暴勇而有謀之人且得君甚專委任甚重自卦德言之坎險而坤順則是行兵凶戰危之險而能御衆有道合乎人心此丈人之所以為丈人也以此德而行師雖供億之繁犯難之危不无害乎天下然其害之者乃所以安之也而民皆悅而從之矣如此則人和既得三軍用

命有不戰而屈人兵者其吉可知而窮兵黷武之
咎亦以免矣
象曰地中有水師君子以容民畜衆
地中有水水寓于地即兵寓于農之象故為師君
子體之于平居无事之時善其政教厚其主聚以
容保其比閭州黨之民即所以蓄聚其伍兩卒旅
之衆也蓋民生既厚一旦有事而用之不患于吾
衆之不足矣
初六師出以律否臧凶

初六在卦之初爲師之始故周公教以出師之常道曰三軍之命係于將大將之權在于律凡師之出必以律號令嚴明部伍整肅使坐作步伐之間次舍出入之際皆有常度所謂有制之兵此師之臧者也若不以律而否臧焉不惟不可以致勝且將以卒予敵而凶矣占者可不慎哉

象曰師出以律失律凶也

初爻言師出必當以律苟失律而否臧則必凶也

九二在師中吉无咎王三錫命

九二在下爲衆陰所歸而有剛中之德是勇足克敵而不徒恃其勇威足制勝而不純任其威者以是德而在師中則足以成平定之功而无黷武之咎矣二之德固足爲國家用又上應于五是爲人君所信任而委以閫外之重錫之寵命至再至三威望隆而人心服九二所由以有成功也

象曰在師中吉承天寵也王三錫命懷萬邦也

九二之在師中吉者以其承人君之寵有專征之權故致有成功之吉也王之寵九二至于三錫命

者以其懷念萬邦不忍其危亂故寵任大將使之
去其殘暴以安戢之也

六三師或輿尸凶

以陰居陽則才弱而志剛不中不正則犯非其分
以此而任行師之責不惟不足制勝其師或大敗
而輿尸矣凶何如乎

象曰師或輿尸大无功也

師而輿尸无功之大者也

六四師左次无咎

六四陰柔不中其才不足克敵與六三類也然居陰得正明義理而識時勢與六三殊矣故為知其不勝而左次以避之象雖无戰勝之功然能全師以退可謂无咎矣

象曰左次无咎未失常也

左次而曰无咎者知難而退本行師之常道左次但不能克敵耳未為失師之常也

六五田有禽利執言无咎長子帥師弟子輿尸貞凶

六五用師之主柔順而中不為兵端者也或有敵

加于己爲生民之害乃不得已而應之爲田中有禽侵暴之象利于搏執而取之釁自彼生端不在我何咎之有然任將尤貴得人惟九二剛中有才有德所謂長子也使之帥師可也若復使弟子如三四者以叅之則長子之委任不專動有所制不免于輿尸雖有執言之正而亦凶矣占者可不知戒哉

長子即丈人自衆尊之曰丈人自六五視之則曰長子

象曰長子帥師以中行也弟子輿尸使不當也
所以必用長子帥師者以其有剛中之德而行也
使之帥師使得其當矣若夫弟子之輿尸則是使
之不當也輿尸之凶非盡弟子之過而使之者之
過矣
上六大君有命開國承家小人勿用
上六師之終順之極武功告成天下已定論功行
賞之時也大君于是有賞功之命功之大者則命
之開國而為諸侯功之小者則命之承家而為卿

大夫然師旅之興所用之人不一此封建之賞惟君子可以當之若夫小人雖有功但當優以金帛厚之祿秩不可用此占而使之開國承家也

朱子語錄云看来開國承家一句是公共的未分別君子小人在小人勿用則是勿更用他與之謀議經畫耳又云勢不容不封他得如舜封象則使吏治其國若是小人亦自有以處之也

此說與本義異

象曰大君有命以正功也小人勿用必亂邦也

大君有開國承家之命所以正其功之大小使之各得其分也又言小人勿用者以小人而有國家必驕恣殘暴而亂邦也

䷇ 坤下坎上

比吉原筮元永貞无咎不寧方来後夫凶

此卦九五以陽剛居上之中而得其正上下五陰比而從之有以一人而撫萬邦以四海而仰一人之象故其卦為比文王係辭説比之為卦以親輔為義筮者得此當為人所親輔而吉然人之比我

比其德也必當再筮以自審果有元善永長貞固之德然後足以為人所比而无咎不特近者悅之而已其未比而不得所安者亦將聞吾之德而来歸之彼後至者則此交已固彼来已晚自失所比而得凶矣可見人能盡比天下之道而後為人所比也

彖曰比吉也比輔也下順從也

孔子釋之曰卦名為比者謂相親輔之義也于卦何所取蓋以九五居尊而五陰從之是在下者順

從乎上故名為比也
原筮元永貞无咎以剛中也不寧方来上下應也後
夫凶其道窮也
卦詞之言原筮元永貞无咎者何也以九五之剛
而得中也剛則不屈于欲中則不倚于偏故能體
仁而為元悠久而為永守正而為貞德足為人比
如此乃得无咎也不寧方来者以卦體上下五陰
皆與九五相應是率土歸心敷天向德之象故曰
不寧方来也後夫凶者九五有如是之德而尚有

執違負固者是自外于德化其来比之道于是而窮也

象曰地上有水比先王以建萬國親諸侯

地上有水水之與地比而无間故其卦為比先王觀此象于是有所以比天下之道焉以為天下至大一人不得而親之也乃建立公侯伯子男之萬國使為諸侯制為巡狩述職朝聘往来之禮以親之則下情可以上達君恩可以下究不有以比天下而无間乎

初六有孚比之无咎有孚盈缶終来有他吉

初爻是與人相比之始故告人以比之常道云凡人之相比必中心誠信而不欺則于比之道為不失而无咎矣若其誠信之心自一念積之至于念念皆然充寔于中若物之盈缶焉則不特无咎而已且将有意外之他吉也

象曰比之初六有他吉也

比卦之初六有孚而盈缶者故有他吉也

六二比之自内貞吉

六二柔順中正上應九五柔順中正則其德先正也故能比夫正所應者顯比之君則所比者又正如是而自我以比乎人有相得之美无失身之累比之至正而得吉者也占者如是則正而吉矣

象曰比之自内不自失也

比之自内而得正則不自失而吉矣

六三比之匪人

六三陰柔不中正而承乘應皆陰是以暗昧邪僻之資而在耳目之前者舉非正人自然入其流而

不自知矣故為比之匪人之象其不言凶凶不假
言也
象曰比之匪人不亦傷乎
比而匪其人所喪寔多不亦可傷也乎此言所以
深警之也
六四外比之貞吉
六四以柔居柔外比九五夫以柔居柔是柔順得
正者也故能比夫正所比者五是顯比之主也則
所比者又正明良相遇一德相資比之至正而得

吉者占者如是則正而吉矣

象曰外比於賢以從上也

六四外比于九五之賢蓋以五為人君以臣事君義无可逃故往從之也不特為慕德之誠而且為尊君之義所以為貞而得吉也

九五顯比王用三驅失前禽邑人不誡吉

九五以一陽居尊位有中正之德而為羣陰之所歸是顯明其比天下之道者以公溥之心為蕩平之治未嘗纍其小仁違道干譽以求天下之比已

也如王用三驅之法以取禽而失其前去者即已人亦不相誡備而求必得如是則不屑屑求天下之比而天下將无一人之不比吉之道也占者能如是則吉可知矣

本義天子不合圍開一面之綱是言三驅之法如此不曾正解三驅字大全徐氏之說不通按周禮中冬教大閱虞人萊所田之野為表百步則一為三表又五十步為一表田之日鼓人三鼓車徒皆行及表乃止又三鼓車驟徒趨及表

乃止又三鼓車馳徒走及表乃止車三鼓徒三刺乃鼓徒坐作如初遂以狩田既陳乃設驅逆之車有司表貉于陳前鼓人皆三鼓車徒皆作遂鼓行其疾徐疏數之節經雖无文當一如前每表一止故為三驅也

朱子曰田獵之禮置旃以為門刈草以為長圍田獵者自門驅而入禽獸向我而出者皆免惟被驅而入者皆獲一以前禽比去者不追獲者譬来則取之大意如此无緣得一一相似

象曰顯比之吉位正中也舍逆取順失前禽也邑人不誠上使中也

九五顯比之吉以五得陽之正而居上卦之中正則无私中則不倚是天德克備而有純王之心者故見之政事者皆公溥蕩平而爲純王之治是以顯比而吉也所謂失前禽者以王者之三驅舍其逆而來者取其順而去者惟聽其去來是以失前來向已之禽也邑人不誠者惟上之人大公无私如此故羣下化之亦去其偏私之心而不逐逐于

利是上之德有以化其偏而使中也
時講不誠作不待告戒來歸說仍程說非本義
上六比之无首凶
陰柔居上是无元永貞之德不足爲人所比者將
見衆畔親離不能久居人上故爲无首之象而其
占則凶也
象曰比之无首无所終也
比之不足居上而爲无首者始雖居上其後則无
所終也此不能比人者勢所必至也

周易說略卷之二

䷈ 乾下巽上

小畜亨密雲不雨自我西郊

巽以一陰伏於二陽之下其德為巽為入其象為木為風陰卦也此卦上巽下乾以陰畜陽又六四一陰而畜上下五陽故為小畜又以陰畜陽能畜而不能固為所畜者小之象文王係之辭曰小畜之卦陽雖為陰畜然幸所畜尚小又卦德內健外巽有能為之才卦体剛中志行有可為之勢故其

占當不爲陰制猶能安其位行其道而得亨此時
陰道未成正如密雲不雨自我西郊此君子所以
當得亨也
玩本義然畜未極而施未行一語似以密雲之
象屬亨者蒙引亦主之今但據大全朱子語錄
就陰道說
彖曰小畜柔得位而上下應之曰小畜
小畜之所以得名者六得四之位而上下五陽皆
與相應是以陰之小而畜陽之大陰柔秉權羣賢

受制故曰小畜

健而巽剛中而志行乃亨

陽為陰畜似无亨理而係辭曰亨者何也蓋以自卦之德言之健而且巽健則有不屈之操巽則有善入之道自卦體言之二五以剛德各居一卦之中身當事任志猶可行其德其勢皆有可為乃所以得亨也

密雲不雨尚往也自我西郊施未行也

係辭言密雲不雨者何也言陰之畜者小未至于

極陽氣猶得上進於天也是以密雲雖自我西郊而雨之施尚未得行也卦之詞為陽幸也亦為之危矣

尚往也雖是承上句寔無一句施未行也只複說不雨而已

象曰風行天上小畜君子以懿文德

此卦乾下巽上是風行乎天之上能畜而不能固故為小畜君子觀此象而則之以為積厚而遠施乃畜之大者若夫美其文德使威儀有度言語有

章乃德之一節發見于外者是即所謂小畜也

初九復自道何其咎吉

初九体乾得正前遠于陰是有剛正不屈之操者雖與四為正應其勢可相扳援而能自守以正不為所畜故陽性本上進者也此爻之上進則循乎上進之正道者古者如是無辱身之咎而得正已之吉矣

蒙引云不為陰所制就是无咎就是吉蓋自其不辱身言則為无咎自其進身合理又曰吉不

必如正己正人之說也

象曰復自道其義吉也

初九當小畜之時能不為陰畜而復自道其進身之義為得其正而吉也

九二牽復吉

九二亦欲上進而漸近于陰若為所畜矣然以其剛中之德與初九之剛正者合故能與之連彙上進同德而升陰不能制何吉如之

象曰牽復在中亦不自失也

九二之牽復以其有在中之德故初不自失而二

亦與之不自失也

不自失即吉字義不陷身小人之羣是人生最

慶幸事即此象詞愈知上爻吉字即不為陰制

而非他矣

九三輿說輻夫妻反目

九三亦欲上進者然剛而不中既无可貞之守迫

近于陰又有暱近之勢且非正應但亦陰陽相悅

而藉其力以干進將必為其所制而不能自遂如

輿之說輻而不能行焉然以其志剛則又不堪其阻抑而與之爭又爲夫妻反目之象不能自守而與之比又不能相安而與之爭則三之進退无據矣

象曰夫妻反目不能正室也

九三之夫妻反目以其不能以道正其室故妻得而乘之也其爲陰所畜而至于爭乃九三之所自致耳

六四有孚血去惕出无咎

六四以一陰而畜衆陽本有傷害憂懼者也然柔順得正處中與體有孚信以感人故二陽感其孚而來助之既得二陽之助則傷害可免憂患可銷而不至有不勝之咎占者有是德則當如其占矣此爻不作小人看却以乾作強梗者易不可為典要如是

象曰有孚惕出上合志也

六四之有孚而能惕出者以五上二陽與之合志畜乾故傷患可免也

九五有孚攣如富以其鄰

巽體三爻同力畜乾而九五居中處尊居中則誠信足以感人心而人之相信者攣固而不忍離處尊則富厚足以合羣力而人之服從者緩急惟其所需以是畜乾蔑不濟矣然必得心之同乃可得力之同在占者必有孚乃可以其鄰也

象曰有孚攣如不獨富也

爻詞言有孚攣如可見五之合羣力以畜乾者恃有誠信以為感召之本不獨恃其富厚之力足以

使人也

上九既雨既處尚德載婦貞厲月幾望君子征凶

小畜至上九畜極而成陰陽和矣故昔之不雨者今乃既雨昔之尚往者今乃既處其所以至此者惟尊尚陰德至于積滿而然也夫此陰勝之時在小人為志得意滿之會然以理言之陰而加陽終非其分婦人得此雖事之正者亦必有危不可不慎也然月已將至于望陰既勝而抗陽矣為君子者正宜斂退待時若復有所行必至于凶矣

此爻只就畜極而成說道理而兩亦其占既雨句狀小人之盛也尚德句咎君子也婦貞句危小人也月幾二句曉君子也本義陰陽和矣亦只是言陰盛而陽退聽非慶幸語也

象曰既雨既處德積載也君子征凶有所疑也

小畜之既雨既處由于尊尚陰德積而至滿故然也可不預防其始乎君子征凶者以陰盛抗陽茍有所行必有疑礙可力爭以取困乎

䷉ 兌下乾上

履虎尾不咥人亨

兊以一陰見于二陽之上其德為說其象為澤卦之至柔者也此卦以兊遇乾是以至柔而履至健者之後蓋身蹈危机履非所履者也故其卦為履文王係之辭曰履之為卦蹈危而進宜見傷者也然以卦德言之和悅以躡剛強之後自有以消其暴戾之心而遂其進有履虎尾而不咥人之象占者如是則處危不傷而亨矣

叅議云兊之所履亦順其正理而已固非邪媚

以兌禍一段得聖人言外之意

彖曰履柔履剛也

卦之爲履以兌之至柔而履乾之至剛履非所履故名之曰履危之也

說而應乎乾是以履虎尾不咥人亨

卦之危如此而彖辭乃曰亨者何也以卦德能說以應乎乾恭順不失則剛暴可格而進不見傷是以雖履虎尾亦不咥人而得亨也

剛中正履帝位而不疚光明也

所以得亨者又不特此也卦之九五以剛中正之德而履帝位德與位稱而心無所疚將見首出庶物萬國咸寧而盛德之輝著于四方矣何光明如之非亨之至者乎

時說多以帝位貼虎尾如所謂遺大投艱者蒙引非之為當

象曰上天下澤履君子以辨上下定民志

天在上澤在下尊卑有定而不可易人之所履當如此故其卦為履君子觀履之象以辨上下之等

使爵位祿享各有定分而不可以僭踰所以定衆人之志使尊卑厚薄各安其分而不敢有妄求也法天澤之象以制禮如此何天下之不可治哉

初九素履往无咎

初九以陽在下位而當方進之始是能安其見在卑下之常而不願乎外者人能如是而往又何咎此爻時說作不改平日所履覺未安故斷從程傳愚意此爻只據初爻說履道之常如師比二卦初爻之例但先儒不曾言及不敢自信爲然

象曰素履之往獨行願也

人之率其見在之常分而往者是獨行已之所願一切外誘皆不足以奪其志也

九二履道坦坦幽人貞吉

九二剛中在下無應於上是有德而不見用於世者既有剛中之德自能獨行其道無入而不自得故為履道坦坦之象此所謂幽獨守貞之人也若占者以幽人而遇此則得潔身之貞而吉矣

象曰幽人貞吉中不自亂也

所謂幽人貞吉者以九二之有中德不以富貴利達自亂其心也
不自亂即坦坦之故人心一爲勢利所動便有許多不安恬處何得坦坦

六三眇能視跛能履履虎尾咥人凶武人爲於大君
六三不中不正柔而志剛是才德不足而安欲有爲如眇不能視也乃自以爲能視跛不能履也乃自以爲能履斯人也出而任事動與禍隨是則履虎尾而遭咥人之害者其凶可知其躁率自用又

為剛武之夫為于大君得志而肆暴之象又豈能
久居人上乎
象曰眇能視不足以有明也跛能履不以與行也咥
人之凶位不當也武人為于大君志剛也
眇者自以為能視然終不足以有明也跛者自以
為能履然終不足以有行也如是而妄欲有為可
乎其致咥人之凶者以其位不當而不中不正不
足以履乾而免害也其又取象於武人為于大君
者以其柔而志剛如武人之無德而肆暴人上也

九四履虎尾愬愬終吉

九四以不中不正履九五之剛有履虎尾之象可謂危矣。然九四以剛處柔是剛而能柔故又爲愬愬終吉之象其心常存畏慎則自處無過而猜忌可銷始雖危而終不危始不得進而終遂其進矣

象曰愬愬終吉志行也

九四愬愬而終吉則遂其進而志得行也

九五夬履貞厲

九五剛中正則有能爲之資。履帝位則挾可爲之

勢下以兑説應之又所遇皆將順恐後之人于是果决其履事无疑礙可謂得遂其志矣夫才常傷于所恃而危多出於所忽九五夬决于所履如此雖得其正而亦厲況未必正乎

象曰夬履貞厲位正當也

九五之夬履貞厲以此爻之位有正德而當帝位恃之太過而然也

上九視履考祥其旋元吉

上九居履之終是人所履之事既成也占者于此

當視其所履而考其休咎之祥若所履者徹始徹終盡善盡美周備而無闕失則必獲大吉矣

大全胡氏解其旋元吉甚暢朱子云旋是那圓旋來却到那起頭處語更可味祥字兼体咎言禍福之朕兆也

象曰元吉在上大有慶也

若元吉而當履之終是乃大有慶也

䷊ 乾下坤上

泰小往大來吉亨

此卦乾下坤上天地交而二氣通有通泰之義故卦名為泰文王係之辭以為陽大而陰小今卦體坤往居外乾来居内卦變自歸妹来六往居四九来居三皆為小往而大来是小人在外而退聽君子在内而用事占者有陽剛之德則進無所阻大行可期吉而且亨矣

彖曰泰小往大来吉亨則是天地交而萬物通也上下交而其志同也内陽而外陰内健而外順内君子而外小人君子道長小人道消也

孔子釋之若曰卦名爲泰而詞曰小往大来吉亨者則是天地之氣交而萬物無不遂生而得通也上下之情交而興道致治之志無不同也故謂之泰也以卦體言之則内陽而外陰是陽進而陰退也以卦德言之則内健而外順是君子之道也推之人事是内君子而任信之專外小人而斥逐之遠君子之道方日長而用事小人之道方日消而退聽也故曰小往大来吉亨也

此段解内陽外陰二句本之程傳及蒙引時說

或以為造化或以為人事每苦其葛藤衍介夫卦体卦德二語為之一快然蒙引未免旁出何也。

象曰天地交泰后以財成天地之道輔相天地之宜以左右民

乾位于上而在下坤位乎下而在上是天地之氣交貞元會合氣化逢盛故為泰然非天地無以開一代之治運非聖人無以成一代之治功元后致泰之道當何如乎氣化之自然者天地之道也然

渾淪相續不能無過后則為之治曆明時分疆畫野使之各有限制而不至於過焉時勢之當然者天地之宜也然滯於形氣未免有不及后則為之順生養之氣以成功隨土地之產以盡利使之各得成遂而無有不及焉后之為此者以天地能生物而不能使之遂其生其所以財成輔相乎天地者皆以左右吾民也

時說兼養與教此斷從程傳蒙引

初九拔茅茹以其彙征吉

初九以陽居下是有剛明之才而在下者也時既泰則志在上進三陽同体一陽進而衆陽與之俱進猶拔茅而其茹自以類而起也占者如是而行則羣賢同升而輔泰之功可成仕進之吉者也

象曰拔茅征吉志在外也

初九有拔茅之象而為仕進之吉者以三陽之志皆在天下國家而欲大行其道所以為拔茅所以為征吉也

九二包荒用馮河不遐遺朋亡得尚于中行

九二以剛居柔在下之中上有六五之應主乎泰而行中道者也占者果何如而後能尚之乎當泰之世人情安肆瑕類易生用猛則見以爲激用寬則見以爲弛必也待物以恕處事以寬能包含荒穢矣而又能用馮河之勇凡人之當去事之當更者斷然行之而不疑焉舉及側陋慮及幽隱能不遐遺矣又能亡朋比之私凡人之狃于近褻事之習爲故常者脫然絕之而无累焉是用剛而不偏于剛用柔而不偏於柔合乎九二之中行而治泰

得其道矣

象曰包荒得尚于中行以光大也

人之包荒得上于中行者以其心之光大明足以照而察夫中器足以容而體夫中也

九三无平不陂无往不復艱貞无咎勿恤其孚于食有福

九三將過乎中泰將極而否欲來之時故周公戒占者曰從來運數无有平而不陂者无有往而不復者今三爻將過中乃世道平而將陂陰類往而

欲復之會也不亦甚可慮乎為今之計惟有艱難守正以處之則得保泰之道而无咎害能如是將見天命可挽不必憂其必陂必復之孚而泰之福可以常享矣

象曰无往不復天地際也

爻詞云无往不復以此爻乃陰陽消長之交際處也人可不艱貞以處之哉

六四翩翩不富以其鄰不戒以孚

六四已過乎中泰已半而否將至矣故三陰翩翩然

而下復不待富厚之力而自能以其類不待戒令而自相信陰類合交以害正如此爲君子者不亦危乎

象曰翩翩不富皆失寔也不戒以孚中心願也

三陰翩翩不富而能以鄰者以其皆居上位而失陰分之寔也據非其分各有不見容于君子之懼矣故不戒以孚合交以害君子乃其中心之所願也

六五帝乙歸妹以祉元吉

以陰居尊為泰之主柔而中虛已以應九二下賢而
不有其尊有帝乙歸妹不有其貴之象如此則賢
人効用治安可保以受福祉而得元吉矣

象曰以祉元吉中以行願也

六五之以祉元吉由其有柔中之德以行其下賢
之願也柔中則心无私累而虛已以聽故保泰有
人而以祉元吉也

上六城復于隍勿用師自邑告命貞吝

上居泰之終泰極而否所謂平者已陂矣往者已

坤下
乾上

復矣如掘隍土以為城城頹則土復于隍者然當此時而欲用師以力爭之不可也但當自反以修吾之政治如人自其私邑告之教命庶可持其危而不墜也然不能保邦于未危制治于未亂雖行皆得其正而亦不免于羞吝矣

象曰城復于隍其命亂也

城復于隍雖天命之自然寔其政令之亂有以致之苟能告命以修人事則時事有可為也

否之匪人不利君子貞大往小来
此卦坤在下乾在上天地不交二氣閉塞而不通故為否文王係之辭曰泰者人道之常否與泰正相反非人道也其占則不利于君子之正道蓋君子之道于否時非所利也何也以卦体則乾往居外坤来居内卦變則自漸而来九往居四六来居三大往而小来是小人用事之日也故不利于君子之貞也

彖曰否之匪人不利君子貞大往小来則是天地不

交而萬物不通也上下不交而天下无邦也內陰而外陽內柔而外剛內小人而外君子小人道長君子道消也

卦辭云否之匪人不利君子貞大往小来者蓋卦至於否則是天之氣不交于下地之氣不交於上而萬物之生皆不得暢遂也上之意不孚于下下之情不達於上上下乖離不相維繫雖有邦若无邦也世運至此豈人道乎且其卦体內陰而外陽內柔而外剛在人事則內小人而用事外君子而

退避小人之道日長君子之道日消也此所以為

大往小來所以不利於君子之貞也

若據程傳釋內健外順為君子之道則內柔外

剛作小人之道亦得但諸家无及之者

象曰天地不交否君子以險德辟難不可榮以祿

天上地下而不交其卦為否君子當此之時收斂

其德韜光晦跡使人不知其有德以辟小人之難

而人不得以祿榮之蓋德不能斂則為人所物色

而祿至祿至而禍隨以小人道長決不利于君子

也故君子意在辟難因以歛德而祿无自而加之矣

初六拔茅茹以其彙貞吉亨

三陰在下當否之時連類而進其象爲拔茅而其茹以彙而起然初之惡尚未形猶可以反於善故戒之以能改而從乎正則亦君子之徒也上焉不爲國家之患下焉不失在巳之庇吉而得亨矣是在六之心一轉移間耳

象曰拔茅貞吉志在君也

初六拔茅貞吉是小人變而為君子則必以愛君為心而不計其身家之私矣

六二包承小人吉大人否亨

六二陰柔而中正小人中之君子也故為能包容承順乎君子之象小人之吉道也然在大人則不可因其包承遂為所染而失其所守必安守其否則身雖困而道則亨矣

蒙引云否者斂德辟難之意

象曰大人否亨不亂羣也

所謂大人否亨者以其雖見包承終能自守而不入於小人之羣也
六三包羞
六三以陰居陽而不中正小人之志欲傷善者故爲包含羞辱之象不善之事在小人亦知其可恥也以其包而未發故无凶咎之戒
象曰包羞位不當也
六三之包羞以其所居之位不中不正是所爲不以道者故曰包羞也

所為不以道本程傳包羞是以欲傷善為羞以未能為羞也本義未能字為包字作解非為羞字作解也時說乃以為才弱不能遂其惡為可羞解經如此不幾為蹻蹠之鼓吹乎

九四有命无咎疇離祉

否至於四過中而將濟之時也是天有轉否為泰之命矣九四以陽居陰不極其剛又張施合宜而无咎者如是則足以承天之休命而否可遂泰豈惟九四之福疇類三陽皆獲其福矣占者乘時而

有其德則獲福當如此也
象曰有命无咎志行也
九四有命无咎是天有其時而人能應之可以轉
否為泰而志大得行矣疇類之福不言可知
九五休否大人吉其亡其亡繫于苞桑
九五陽剛中正以居尊位有能為之德而居得為
之位是能休息天下之否以馴至於泰者乃大人
之事也若有德位之大人遇此占則吉然禍亂每
生於所忽不可以否既休而遂自肆也必常常戒

懼曰其亡乎其亡乎則所以制治者无不至防亂者无不周而所復之泰如繫于苞桑之固而不可拔矣

象曰大人之吉位正當也

大人所以有休否之吉者以其爻位德則甚正而位則當尊也德位兼隆故能休否而吉也

上九傾否先否後喜

上九以陽剛居否極否極固當傾而濟之以陽剛之才是能傾天下之否而反之於泰者也占者值

此方否之未傾［□］不免於否及其既傾則亨通之日矣不其有喜乎

象曰否終則傾何可長也

否泰相為循環不至於終則其勢必傾豈有長否之理人亦相其机以成濟否之功可也

䷌ 離下乾上

同人于野亨利涉大川利君子貞

此卦離下乾上、離之為卦、以一陰麗二陽之間、其象為火。其德為文明。以離遇乾、火上同于天、性之同也六二得位得中上應九五德之同也卦唯一陰而五陽同與之情之同也故爲同人同人者與人同也文王以爲同人之道貴於公而且正此卦之乾能不係乎私且文明以健中正而應皆合乎正故係之辭曰同人者能曠遠而无私若于野然則足以致人之親輔來人之信從何舉不遂何往不濟故有亨道雖大川之險亦利於涉矣然利在君子之貞其所同者必合乎君子之正道乃爲于野乃得亨而利涉也

江元宿曰于野就與人同之心言周而不比也所同之人不能无多寡而同人之心原不生畛域又曰于野中便有君子貞不貞則不得為於野必又言君子貞者特申戒之恐其為无星之秤无寸之尺而漫以同流合汙藉口為于野之同也

彖曰同人柔得位得中而應乎乾曰同人

夫子釋曰卦名同人者以六二得位之正居下之中而上與九五為正應是柔得中正而應乎乾之

之中正有同心同德之美者也大同之道无以加此故其卦曰同人

同人于野亨利涉大川乾行也文明以健中正而應君子正也唯君子為能通天下之志

所謂同人于野亨利涉大川者以其有乾健之行也剛足自勝能克其有我之私故能同人于野足以致亨而利涉也所謂利君子貞者蓋以卦德文明以健卦体中正而應文明則能明和同之辨以健則无比黨之私中正則我以道孚乎人而未嘗

植黨而應則人以道應乎我而不為樹交是皆君子持身接物之正道也天下之理正而已矣人不同而理同唯君子能得其正斯能合天下之志通之而无間矣如是而後為于野如是而後可以亨而利涉也

象曰天與火同人君子以類族辨物

天在上而火炎上其性同也故為同人君子觀此象知天下之人貴賤賢愚各有其族天下之物文質精粗各有其物不能類之辨之則雜糅而不得

其同矣君子即貴賤賢愚之族類而别之使各得其分即文質隆殺之物區而辨之使各當其用此族與彼族有别此物與彼物有别所以極天下之異他族各安于其族物各安于其物寔所以致天下之同也

初九同人于門无咎

自位言之則同人之初以爻言之則以剛在下自應爻言之則上无係應是方與人交而无所私主者也有德可親則親之而已為同人於門外之象

同人如此則无偏私之咎矣

象曰出門同人又誰咎也

同人而有私昵之偏咎所由生也今出門而同人于外則公溥而无偏黨矣誰其咎之

六二同人于宗吝

同人貴无私係六二雖中且正然有應於上則有私係矣有私係則情有偏主而不能大同於人故為同人於宗黨之象同人如此亦甚狹隘而可羞吝矣

象曰同人于宗吝道也

同人而僅於宗斯固吝之道也

江元宿曰象舉全体但言二五相應便是該一卦之全便足以見大同爻言一節據此爻看只見與五同而不能與他爻同矣故爲于宗之吝此所謂不可以孔子之易爲文王周公之易也諸象爻相異處俱以此法解之

九三伏戎于莽升其高陵三歲不興

九三剛而不中上无正應欲強二而與之同然二

本以中正與九五相應者九三欲奪二而懼九五之見攻故伏戎于莽升其高陵將以備五而攘二然義既不正勢又不敵終莫可發故至于三歲之久終莫之敢興焉九三圖非已有徒勞而无功其象如此

象曰伏戎于莽敵剛也三歲不興安行也

九三之伏戎於莽以所敵之剛故為此以備之也三歲不興者以義既不正勢又不敵安得而行也

九四乘其墉弗克攻吉

九四剛不中正亦欲同於六二而為三所隔故乘三以攻二為乘其墉之象幸其以剛居柔故能自反以二自是五之正應已之奪之非義也乃止而弗之攻是能悔過遷善可以免禍患而得吉矣

象曰乘其墉義弗克也其吉則困而反則也

既乘其墉矣而又弗克攻非力之不足也特以為義所不可而弗克耳其所以得吉者以其能困心衡慮而反之於法則也

九五同人先號咷而後笑大師克相遇

五剛二柔皆以中正相應同心者也而爲三四所隔不得其同然義理所同物不得而間之故其始雖而終合爲先號咷而後笑之象六二柔弱而易陵三四剛強而難制五之與二何以遂相遇也必用大師以克之然後間我者去而正應者合矣不然何以能同哉

象曰同人之先以中直也大師相遇言相克也

同人之先號咷而後笑以五以中正應六二其理本直也義理所同物莫能間故始雖而終合也大

師相遇者言能克去三四之閒隔而後相遇也

上九同人于郊无悔

上九居外无應是孤介獨立之士荒僻自守物莫與同者故為同人於郊之象既无所同則雖无同人之益亦无同人之累二之吝三四五之爭皆无之矣故无悔

象

曰同人於郊志未得也

君子本以大同為志今同人於郊雖可无悔然於大同之志為未得也

此爻甚似葛菴

䷍ 乾下離上

大有元亨

此卦離居乾上火在天上无所不照君臨萬國之象又六五一陰居尊得中而五陽應之天下戴仰一人之象故其卦為大有大有者所有之大也文王以為大有者勢也享其所有者則在德也卦德乾健離明卦体居尊應天皆治有之善者有亨之道矣古者能有是德則凡所以處大有者盡善盡

矣動無不順而得元亨矣
彖曰大有柔得尊位大中而上下應之曰大有
卦之大有以卦体六五之柔得尊位大中是有天
子之位立極之德既德位兼隆足以統御天下矣
而上下五陽皆與之應是百官萬民翕然從化而
四海之大皆其所有故曰大有
其德剛健而文明應乎天而時行是以元亨
卦詞曰元亨者何也盖以卦德乾健離明卦体居
尊應天是其德之存乎中者剛健足以勝私而文

明足以察理其德之施於外者又應乎天而時行動靜張弛各當其可如此則晝政教之善極推行之利而得元亨矣

象曰火在天上大有君子以遏惡揚善順天休命

火在天上明无不照是爲大有君子當大有之時而思有以治之惟遏人之惡使不得行揚人之善使无不達刑賞各當其則以順上天休美之命焉蓋天之正理本有善而无惡今於惡者遏之善者揚之則合乎天理之本然而有之大者可以常享

矣

初九无交害匪咎艱則无咎

當大有之時，自有涉害之理。然初九以陽居下。是有剛正之德，而未履乎盛滿。上无係應，則不汩於私交。在事之初，則未移於習俗。故未涉乎驕侈之害。本无咎者也。苟以為无咎，而以易心處之，反有咎矣。故必艱以持之，兢畏挹損，常恐入於驕侈，則終无咎矣。占者當知戒也

象曰大有初九无交害也

大有而當初九、所謂以陽居下、上无係應、而在事初者、德既能守、而入世又淺、則驕侈之心未生、而不涉乎禍害也、

九二大車以載有攸往无咎

九二剛中在下、得應于上、是有才德之人、爲君所柄任、天下大事皆責成于其身、爲大車以載之象、占者有攸往、而任天下之事、若剛中得應如九二、則可以勝任而不至于有咎矣、

象曰大車以載積中不敗也

所謂大車以載者、以其既爲大車、雖重載積於其中、自勝任而不至于敗也、有剛中之德者出而任天下之事、亦如是而已矣、

九三、公用享于天子、小人弗克。

九三、居下之上、有剛正之德、上有六五之君、虛中下賢。爲九三者、必感知遇而輸悃誠。舉平日所蓄𦇧獻明主、猶公侯之朝獻於天子也、占者必有此德、乃克當之、若小人无剛正之德、有何謀猷可以入獻、自不克用此占矣、

此爻用近說

象曰、公用享于天子、小人害也

當大有之時、必德如九三、乃為公侯之賢者、可用享于天子。苟小人而得近於君、必倡為豐亨豫大之說、以惑人主、適足為害而已、此所以弗克也。

九四、匪其彭、无咎

九四以剛近柔中之君、有僭偪之嫌矣、然以其處柔也、故能安為臣之分、深自挹損、而不極其盛、則无僭偪之咎矣、

象曰匪其彭无咎明辨晳也
九四之匪其彭无咎者以其明尊卑之分識盈虛之理故不極其盛而得无咎也
六五厥孚交如威如吉
大有之世六五柔順而中以居尊位虛己以應九二之賢是以誠而任人也上下歸之是人以誠歸我也此其孚信之上下交契而无閒矣然君道貴剛太柔則廢又當以威濟之柔順之中必有果斷者存凡遏惡揚善一斷於義而不牽于私則人

懷其德者、復畏其威、而大有之盛可以長保而吉
矣、象占如此所以備示君道也
象曰厥孚交如信以發志也威如之吉易而无備也
六五之厥孚交如固臣民之志與君相信而无間
矣其所以能然者由于六五任賢圖治之誠有以
發其上下相信之志也又曰威如吉者以君道貴
剛若无威則人將忽易而无戒備之心也
上九自天祐之吉无不利
上九當大有之世以剛居上滿而易溢之地也乃

能下從六五是能履信思順、而尚乎賢、人君之盛德也、乃克當天心、而自天祐助之、景福備至而吉、推行咸宜而无不利矣、

蒙引云六五雖君自上九觀之則六五在下只當得賢者不可泥君位矣履信思順不可謂履六五之信思六五之順只是下從六五便是他履信思順處

下從六五者以上下五陽皆與五應故言上九下從乎五也

象曰大有上吉自天祐也

大有之上九能得吉以其滿而不溢德合乎天而自天祐之也

☶☷ 艮下坤上

謙亨君子有終

卦名為謙。有而不居之義。是有德而不以德自居。有功而不以功自居也。此卦艮下坤上卦德內止外順。心不肆而行不驕。謙之意也。卦象山屈于地以至高而下至卑謙之象也。故名曰謙。文王以為人而能謙則人皆樂與行无不遂豈不得亨然不特一時之亨已也君子而既能謙始雖不居其有終必不沒其有始雖卑而終益尊始雖晦而終益顯其有終為何如乎

彖曰謙亨天道下濟而光明地道卑而上行

孔子釋彖曰夫謙之可亨觀諸天地而可信矣天雖居上而其氣常下降以濟萬物惟其下濟故氣噓而萬物以生氣縮而萬物以成其道何光明也下濟者天之謙也光明則亨矣地道居後代終至

卑順也然惟卑也故能承天時行以上配乎乾其道則上行也卑者地之謙也上行則亨矣謙之必亨在天地且然人不從可知乎

天道虧盈而益謙地道變盈而流謙鬼神害盈而福謙人道惡盈而好謙謙尊而光卑而不可踰君子之終也

卦詞言君子有終何哉觀夫天道其陰陽之往来則虧盈而益謙矣觀夫地道其高下之變遷則變盈而流謙矣觀夫鬼神其禍福之徵應則害盈而

福謙矣至于人道遇滿假者必同惡焉遇卑巽者必同好焉其惡盈而好謙則又人生大共之情也謙為人之所尚如此故人而能謙位居其尊則德以謙而愈光位居其卑則其德以謙而人莫之能踰其始不自居其有也而後乃加顯加崇焉君子之有終蓋如此也

象

曰地中有山謙君子以裒多益寡稱物平施

象傳曰地中有山是以卑下而蘊其崇高其卦為謙君子觀此象知人之處世不可以自高而卑人

也故有持平之心焉凡人多見在己者多而自待
甚高在人者寡而視之甚卑是以處物多不得其
平君子則損抑己之多增益人之寡稱量物之所
宜而施於交際者使適得其平焉其体謙之功何
如哉
蒙引云謙者裒多益寡稱物平施之謂也或者
過於禮遜是為足恭矣非謙之本意也朱子小
註問者亦有云是損高就低使教恰好不是一
向低去此皆曲暢聖教預防旁出之詞

初六謙謙君子用涉大川吉

初六以柔而處下是以遜順之質而又有下人之心謙而又謙之君子也人誠如此不特可以處常也即用以涉大川而亦獲吉矣

象曰謙謙君子卑以自牧也

爻所謂謙謙君子者言其能以卑遜自養其心故不矯不亢而成君子之行也

六二鳴謙貞吉

六二柔順中正謙德之盛者也由是而聲聞大著

是為鳴謙然其鳴謙乃積于中而著于外非違道以干譽者是貞也謙道所孚自然行无不得而吉矣

象曰鳴謙貞吉中心得也

六二之鳴謙貞吉以其柔順中正本于中心之自得故不求聞于人而聲聞自著也

九三勞謙君子有終吉

九三以一陽居下之上剛而得正為上下所歸是位高德盛而勳業顯著者謙卦得此是謂勞而能

謙君子而能如是將見功莫與爭而位可長保有
終而吉矣
象曰勞謙君子萬民服也
勞謙之君子功高天下而不自以為功盛德之至
尤人所難誠萬民之所尊服也
六四无不利撝謙
柔而得正上而能下正能謙者也如是則上安下
服而无不利矣然位居勞臣之上又當讃撝其謙
以示不敢自安之意乃為善也

象曰无不利撝謙不違則也

六四以謙而无不利乃又撝謙似乎過於謙矣不知推賢讓能理所當然未爲違乎法則也

六五不富以其鄰利用侵伐无不利

六五以柔居尊處中而能謙則臣民愛戴從之者衆是不自恃其富厚之勢而能以其鄰也設于此而猶有不服者利用侵伐以正之必能使之服從又不特侵伐之利已也且凡有所爲无往不利能謙之效如此

象曰利用侵伐征不服也

六五利用侵伐夫征伐豈謙德之主所尚哉蓋以人之不服者非文德所可獲不得不征以服之耳

上六鳴謙利用行師征邑國

上六處謙之終是謙之至極者故以謙著聞而鳴其謙謙而至於有聞人之所樂與者即用以行師亦必利也然質柔而无位故不足以昭聖武服遠人但可征其邑國而已

象曰鳴謙志未得也可用行師征國邑也

上六雖以謙有聞然質柔則才不足无位則力不足其有為之志未為得也故雖利用行師但可以征其邑國而止也

䷏ 坤下 震上

豫利建侯行師

豫者人心和樂之謂此卦九四一陽上下應之是人心和樂以應乎己之象卦德內順外動是以順而動又有可以致人和樂之德也故卦名為豫文王係之詞曰天下事必得人心而後可以有為今

此卦所謂得人心之和者占者即以之建侯行師亦必利矣建侯而人豫則樹屛得人行師而人豫則敵愾有功二者乃人事之大尚利為之餘事可知矣

彖曰豫剛應而志行順以動豫

釋之曰卦名為豫以卦體九四之剛為上下所應而志得行是人心和樂以應乎上也卦德以坤遇震為順以動是舉錯合理而動无不當足以致人心之和樂者也故其卦為豫

豫順以動故天地如之而況建侯行師乎

豫之卦德爲順以動夫順以動故天地且與之協應而不違而況建侯行師人豈有違之者乎何不利之有乎

天地以順動故日月不過而四時不忒聖人以順動則刑罰清而民服豫之時義大矣哉

試即豫之道而極言之天地以順動化機本乎自然故日月循度而不過四時循序而不忒聖人以順動舉錯當乎人心則刑罰不用而民心自服夫

卦之所遭者時也所托者義也有其時即有其時之義豫之時義在天地者如此在聖人者又如此其時義顧不大哉

象曰雷出地奮豫先王以作樂崇德殷薦之上帝以配祖考

雷出地而奮所以鼓天地之和氣而發萬物之生意和之至也故為豫先王取雷之聲與和之義制而為樂自昭布其德使其蘊為心得發為事業者皆象之於節奏之間其用是樂也无處不然而其

最盛者則用之郊而薦上帝用之廟而配祖考焉
既自昭明德又上格神明体豫之事至矣

初六鳴豫凶

初六以陰柔而與九四為應是小人而有強援不
勝其豫而以自鳴喪敗立至故其占當得凶也

象曰初六鳴豫志窮凶也

初六之鳴豫以志意盈滿之極故自鳴其豫斯為
致凶之道也

六二介于石不終日貞吉

豫主于樂最易溺人六二中而且正是于人所易溺者獨能以中正自守泊然无欲確然不移介於石者也惟其介如此是以靜而能明安而能慮凡事得失成敗之幾可以立判不俟終日而後決矣占者如是則得持身之正而有惠迪之吉

象曰不終日貞吉以中正也

六二之不俟終日而得貞吉者以其有中正之德不以逸欲動其心故其胸中常自光明而敏於見幾也

六三盱豫悔遲有悔
六三陰而居陽不中不正之人也而近於當時主事之四故上視于四以取寵利而恣其豫焉所為如此本宜有悔者占者當速改圖可也若稍因循而不改則禍敗及之而悔不能免矣
象曰盱豫有悔位不當也
盱豫有悔以其位之不當无中正之德故為此辱賤之行以取悔也
九四由豫大有得勿疑朋盍簪

九四以一陽而爲上下所應是卦之所由以爲豫者也衆人皆由我而致豫則我之志可以大行所得孰大于此然任大責重難以獨理必得賢以自輔乃可勝其任若能盡其至誠以求助而无所疑則同心同德之朋合而從之矣共理有人何豫之不可保乎

象曰由豫大有得志大行也

所謂由豫大有得以能使天下和樂則濟世之志大行而无歉也

六五貞疾恒不死

當豫之時六五以柔居尊沉溺於豫者也九四方以陽剛得衆五居其上而力不能制德薄而力孤貞疾之象也然以其得中則善道猶有存者未至於大失人心而至于亡也故為恒不死之象即象而占在其中矣

象曰六五貞疾乘剛也恒不死中未亡也

六五之貞疾以其柔而乘剛德不足以制下也又言恒不死者以其中德未亡故人心未大失而尚

擁此尊位也

上六冥豫成有渝无咎

（上六以陰柔居豫極是安危利菑昏冥於豫之象然以其為動体故又為既成而能變之象占者若因一念之偶覺而改其縱欲之失是真能補過者可无終迷之咎矣

象曰冥豫在上何可長也

冥豫而在上其樂已極災咎將至何可長久而不知變乎

䷐ 震下 兌上

隨元亨利貞无咎

此卦内震外兌卦變本自困来或自噬嗑来或自未濟来皆剛来下柔是相隨之象卦德為此動而彼説亦相隨之義是其德足以致人之隨而天下之人皆来隨巳也故其卦為隨文王係之詞曰人而為物所隨則合力協謀何事不可立何功不可成故其占為元亨然必其所以致人之隨者出于義理之正則其隨也非淫朋比德乃无失巳失人

之咎也若所隨不正雖大亨而不免於咎矣

彖曰隨剛來而下柔動而說隨

彖傳曰卦之所以為隨者以卦變言則剛來而下柔是才智之士來相服從以卦德言則此動而彼說凡有動作人心樂附皆我能致隨人來隨我之義故其卦名隨

大亨貞无咎而天下隨時隨時之義大矣哉

隨固可以大亨而卦詞必兼言利貞无咎者何也蓋天下之心本同一理天下之理同出一正正者

通天下之志者也吾之所以致隨者果皆出于至
正則遠有望而近不厭盡天下之人皆来隨之矣
何咎之有夫天下至大矣惟隨而得貞斯致天下
之隨則隨之時義不其大矣哉
隨之時義只一貞字蓋隨義之大正蓋貞之大
也
象曰澤中有雷隨君子以嚮晦入宴息
澤中有雷是雷藏澤中隨時休息故其卦為隨君
子體之當日嚮晦之時必入而宴息收斂休養不

擾于私所謂靜存以裕動蕘之根无為以立有為之本也

初九官有渝貞吉出門交有功

初九以陽居下為震之主是主乎隨者也故曰官既有所隨則有所偏而變其平日廓然大公之常度矣人不能无所隨即官而有渝亦何害顧其正與不正何如耳誠所隨者正則因不失親而得吉矣然一於偏主則交不廣而无由有功必不係於私而出門以交德无常師善无常主已之所以取

于人者不為限則人之所以資於己者亦无窮何德不可立何業不可成斷乎其有功矣

象曰官有渝從正吉也出門交有功不失也

主于隨人則有偏而渝亦自无害惟所從者正則得吉也交之不可苟如此也出門交則有功者以其能集衆善而无所遺失也交之不可隘如此也

六二係小子失丈夫

陰必從陽物之理也此爻陰也而在隨其從乎陽必矣然初陽在下自二視之小子之象也五陽在

上且二正應自二視之丈夫之象也據理而言則二當惟五之從非初可得而即者但初近而五遠二陰柔之性不能自守以須正應故係戀初之小子而遺失乎五之丈夫隨非所隨凶咎不言可知

象曰係小子弗兼與也

二係小子何以遂失丈夫也蓋人之所與得正則遠邪從非則失是无兩從之理二既係乎初則必失其正應勢不得以兼與也隨人者可不一于正哉

六三係丈夫失小子隨有求得利居貞

三亦以陰隨陽近乎四而遠乎初故爲係丈夫失小子之象夫四居大臣之位方得時用事而三隨之則九有所求其勢可以必得然非正應不免有邪媚之嫌故君子自處不可以求必得而苟於求也必重道義惜名節而自處于正則利矣不然雖得所欲以道義律之不足爲得也

象曰係丈夫志舍下也

六三之係丈夫而失小子非獨以勢之弗兼而然

也以志在一於從四而舍乎下也

九四隨有獲貞凶有孚在道以明何咎

九四以剛居上之下大臣之與君同德者也以是而隨君則天下之事无不可為故其占當有獲然權位太盛勢凌于五故所為雖正而不免於疑忌而凶君子當此惟内焉有孚存諸中者皆忠愛之誠外焉在道見諸事者无幾微之失如是其明而識定分察事理也則可以无逼上之嫌上安下從之矣何咎之有

象曰隨有獲其義凶也有孚在道明功也

九四雖隨而有獲以勢凌於五其于君臣之義當得凶也有孚在道則凶可免者以其明足以識定分察事理故有保身之功也

九五孚于嘉吉

九五陽剛中正下應六二之柔順中正君臣之間同美相信是孚於嘉也如是則上下交而德業成其吉可知

象曰孚于嘉吉位正中也

爻所謂孚於嘉吉以九五之位乎中正有是中正之德故能信乎六二之中正也不能无其德而勉爲信必始信而終疑矣

上六拘係之乃從維之王用亨于西山

上六居隨之極其相隨之誠固結而不可解如物之相屬既拘係之矣又從而維之爲誠信之極如此王用是以享于西山當亦无不來格者矣

象曰拘係之上窮也

上六所謂拘係之者以其居卦之終隨之至極而

不容二者也

巽下艮上

蠱元亨利涉大川先甲三日後甲三日

蠱者壞極而有事也其卦以艮之剛而居上以巽之柔而居下卦變自賁来自井来自既濟来皆剛上而柔下是上下不交也卦德為下畀巽而上苟止上下皆不足有為也如此則積弊日深成法大壞故其卦為蠱文王係之詞曰治亂相循亂每生治當壞極之時便有復治之機其占當得大亨然

非可无所作為而得亨也必乘其將治之機而有所事用涉大川之勇以治之則利矣其治蠱之術當何如於事之過中而將壞者則取先甲三日之辛以更新之使舊弊盡釐而不至大壞于事之既新者則取後甲三日之丁以丁寧之詳審圖全使之盡善而不至速壞斯盡治蠱之道而元亨可得矣

彖曰蠱剛上而柔下巽而止蠱

卦之所為蠱者以其卦體卦變則皆剛上而柔下

是上下不交无同心共濟之美卦德則下巽而上
止下巽則逡巡委靡而无敢為之志上苟止則
因循怠惰而无必為之志其勢必至於庶事盡隳
而不可膠救矣故名之曰蠱
蠱元亨而天下治也利涉大川往有事也先甲三日
後甲三日終則有始天行也
蠱而曰元亨者以蠱本有復治之理若治之而至
于元亨則壞无不修廢无不舉即天下亂而復治
之象也所謂利涉大川者以當蠱之時必往而有

事於治乃克有濟也至于治之之道必先甲三日後甲三日者固人事之宜盡者也寔則亂之終即爲治之始天運之返亂而爲治者即此而在則其先甲後甲正時至而事起也

象曰山下有風蠱君子以振民育德

山下有風振動飄拂萬物撓敗壞而有事之象也故爲蠱君子之治之則有道矣以蠱之時教化陵夷風俗頹敗必有以振作之使一變其舊染之汚習又以自新乃新民之本昏昏者不能使人昭昭

也故必育己之德不使其有人欲之戕害焉本自治以治人則治蠱之能事畢矣

初

初六幹父之蠱有子考无咎厲終吉

初六當蠱壞未深之時能飭治而振起之事尚易濟故有幹父之蠱之象占者能如此是為有子而其考可以无過而免咎矣初雖蠱未深而事易濟然既謂之蠱亦已危矣不可以蠱未深而以易心處之也必知其危而深自兢惕為先甲後甲之圖然後蠱可治而得終吉也

幹者支持擔當使百事依我而能立如木之幹爲枝葉之所依以立也

象曰幹父之蠱意承考也

初六之能幹父蠱者以其志在于承當父事置父於无過之地也若无此祗承之意必不能爲此振作之事矣

九二幹母之蠱不可貞

五陰居尊而九二以剛中之德上與之應故爲子能幹母之蠱之象然以剛承柔而治其壞未免有

拂戾之嫌故又當巽順以處從容以諭使之身正事治而已不可固執陽剛之常道必伸已志而至於矯拂也

象曰幹母之蠱得中道也

九二之能幹母之蠱以其剛而得中故幹得其宜也

按得中道只釋得爻詞上句于不可貞之義未有交涉時說無該之似誤

九三幹父之蠱小有悔无大咎

九三以陽剛之才居下之上子能幹父之蠱者也然過剛不中則任其明作之才而銳于更張不免有拂戾之病其心當有小悔自其巽體得正觀之巽則能制其剛而處之審正則能輔其不中而合乎宜其於治蠱之道未為有大過咎也

象曰幹父之蠱終无咎也

九三之幹父之蠱雖以過剛不中而有小悔然巽體得正非率意妄為者故能成幹蠱之功不但无大咎寔終得全无咎也

六四裕父之蠱往見吝

六四當蠱之時而以陰居陰才弱不足有為其于前人已敗之緒樂因循憚更變是寬裕以治父之蠱者也夫治蠱者當如救焚拯溺猶恐緩不及事今乃裕以治之則蠱將日深如是而往必見羞吝矣

象曰裕父之蠱往未得也

蠱當用幹而乃裕之則往而无得于治蠱之事矣

六五幹父之蠱用譽

六五柔中居尊而下應九二賴賢人贊勷之力以之起弊更化可以幹父之蠱而用以成令名於无窮矣

象曰幹父用譽承以德也

六五之幹父蠱而用以得譽由九二承之以剛中之德也用賢之效亦大矣

上九不事王侯高尚其志

上九剛陽居上在事之外其象爲有賢德而不當事任之人不肯屈節以事王侯但自尊德樂義高

尚其治身之事而已

象曰不事王侯志可則也

上九之不事王侯真能以道自守不累於俗其所

存之志可為士君子守身之則也

䷒ 兌下坤上

臨元亨利貞至于八月有凶

此卦二陽浸長以逼于陰在人事則君子日盛而

小人退聽有進而凌逼之義故為臨文王係之詞

曰時當剛長既有可為之勢矣其卦德則說而順

其卦體則剛中而應又有善處之道占者值此則陰類漸去吾道大行當得大亨然不可以時之方亨而安為也利乎守天理之正使合此卦之善而後元亨可得也况陰陽消長時運之常今日陰消陽長固為可喜自此而往數至八月則陰長陽消之時又至矣寧免於凶乎君子不可不防之于未然也

象曰臨剛浸而長

卦名為臨者以前此復之一陽其勢尚微至於二

陽則浸浸乎日進而不可禦矣陰自衰微退聽不能並立是有相凌逼之意故名曰臨

說而順剛中而應

卦詞云元亨利貞者蓋以自卦德而言則兌為說而坤為順雖扶剛長之勢而立心和平舉事協理无恃壯用罔之為也自卦體而言則九二剛中而上應六五雖扶剛長之勢而在己者不過剛在人者有共濟无慾已即戎之失也此皆臨陰之善道也

大亨以正天之道也
當剛長之時而又有此善故其占云大亨而又云
必以正誠以天之為道本自如此也說而順剛中
而應合乎天道斯正矣斯元亨矣
至于八月有凶消不久也
卦詞又云至於八月有凶者以為今之陽長固為
可喜然消之期不久即至矣當預為之備不可徒
誘之天運也
象曰澤上有地臨君子以教思无窮容保民无疆

澤上有地以地臨澤自上而臨下也故為臨君子觀此象而知臨下之道為民性之當復也君子則有以教之漸之以仁摩之以義勞來匡輔有加无已必欲天下之同歸於道其教之之思亹亹而不可極直與兌澤同其深焉民生之當遂也君子則有以容受而保安之近而畿甸遠而海隅統御有道撫綏有方必使天下无一人之不得其所其容保之者浩浩而不可限直與坤地同其廣焉二端交盡臨下之道備矣

初九咸臨貞吉

初二兩爻本卦之所以為臨者也初九以陽剛而値浸長之時凡羣陰之類皆其所凌逼擯斥者也故為咸臨茍自處者一有不正非臨之善者也此爻剛而得正是咸臨而貞者也故占者値此若其所以臨乎陰者皆出于義理之正而非意氣之私則正可勝邪吾道可行而得吉矣

象曰咸臨貞吉志行正也

初九之咸臨貞吉以其志在行正故足以勝邪而

得吉也

九二咸臨吉无不利

九二以陽剛當浸長之時則羣陰皆其所臨故為咸臨然剛而得中則舉動合宜而臨之者得其道勢又上進則權力日盛而臨之者易為功占者如之則正可勝邪而得吉且天下之事惟吾所為而无不利矣

象曰咸臨吉无不利未順命也

二之咸臨吉无不利以小人所未順乎天理之

正故咸臨以去之也

六三甘臨无攸利既憂之无咎

六三陰柔不中正而主兌體居下之上近乎二陽為小人在上位以甘說臨君子之象非道之悅豈足以動君子亦何利哉若能知其非正而憂之改邪媚而順正理則无咎矣

此本大全小註及蒙引近說多主泛言小人之臨人无寔惠而務小譆亦通

象曰甘臨位不當也既憂之咎不長也

爻詞言甘臨以其爻位不當无中正之德故以甘說臨乎君子也既知憂之則改不正而爲正其咎不至于長也

六四至臨无咎

六四有柔順而正之德下與初九之剛正爲應同德相契內外交孚相臨之篤至者也非私暱亦非貌親得正人相與之道何咎之有

象曰至臨无咎位當也

四之至臨无咎以其位當而柔順得正也苟无是

德則不能與初相臨如是之至矣

六五知臨大君子之宜吉

六五以柔中而居尊位下應九二之剛中不自用而任天下之賢以治天下之事善寄其聰明而不蔽于私小是有明哲之德以臨天下者也誠得人君執要之體而為大君之所宜矣將見賢才輔而衆化理教不必自已出養不必自已施而天下已治何吉如之

象曰大君之宜行中之謂也

爻所謂大君之宜者何哉蓋以不自用而任賢乃人君當然之中道今六五柔而得中必能不自用而任賢而行乎中矣故以為大君之宜也

上六敦臨吉无咎

居卦之上處臨之終以臨二陽自始至終而无他有厚道焉故曰敦臨用厚道以臨剛德其於事則得吉而于理為无咎也

本程傳與蒙引稍異

象曰敦臨之吉志在内也

敦臨之吉以其在內之二陽而念念與之相順厚以臨人如此吉可知矣

時說泛指臨民亦善但志在內也一語无著落乃以內為天下國家之內不知何事是天下國家之外穿鑿不辨可知故斷從程傳及蒙引按先儒解經必本象傳今志在內句既指二陽則爻詞敦臨當亦是臨二陽无疑矣蒙引於爻詞則泛言于象傳則指二陽係互如此偶未及定耳

䷓ 坤下巽上

觀盥而不薦有孚顒若

觀者德足以示人而為人所仰也此卦九五居上四陰仰之居表正之位者也又內順外巽而九五以中正示天下有表正之德者也故其卦為觀文王係之詞曰觀之為道當如何必致其潔清而視聽言動之間皆慎重而不敢輕用如祭祀時盥以自潔而不薦則其孚信在中而著于外者顒然而可仰矣

彖曰、觀在上順而巽中正以觀天下

卦名為觀者九五在上而四陰仰之是一至大之儀表首出乎上則位足以為觀矣卦德內順而外巽是順以宅心而和平積乎中巽以制事而裁酌當乎理德足以為觀矣德位兼隆而九五一爻中而且正是其所為无一不合乎大中至正之道可以觀示乎天下而為之法也

觀盥而不薦有孚顒若下觀而化也

卦詞云觀盥而不薦有孚顒若言為觀而能以中

正亦人如此則下之人皆觀之而化皆歸於中正
矣
觀天之神道而四時不忒聖人以神道設教而天下
服矣
自觀之道而極言之觀夫天至神之道其默運者
不可測識而氣化順布為慘為舒毫髮不爽此天
之所以為觀也聖人之為觀亦以其不顯之德神
妙妙然者設而為中正之教而萬民自不識不知
順帝之則而无不服者矣聖人之為觀不與天道

有揆乎

象曰行地上觀先王以省方觀民設教

象傳曰風行地上由歷周覽遍及庶物无遠不之

觀之象也昔者先王法此則巡省方國以觀夫民

俗而因民俗以設教使天下同歸于中正之道也

觀民設教如書乂用三德及禮國奢示儉之類

行其事

初六童觀小人无咎君子吝

九五為四所仰四陰之觀於五者以相去之遠

近為所見之明暗初六在下去五最遠況陰柔質
下不能自振拔而觀大君道德之盛故為童觀言
其所見至近如兒童稚也此其占在閭閻細民則
无足咎耳若在君子則甚可羞吝矣

象曰初六童觀小人道也

初六童觀此小人之道耳豈君子所宜乎

六二闚觀利女貞

陰柔居內而觀乎外當聖人在上萬物咸覩之時
而伏處一室所見有限道德之全制作之盛未能

遍觀而盡識也唯如不出户廷而外闚以觀所見者幾何惟在女子則為正耳豈丈夫之所宜乎

象曰闚觀女貞亦可醜也

以士君子而闚觀僅為女子之貞亦可醜也

六三觀我生進退

六三居下之上夫在上則可進矣而猶在下之上亦可以退然則何所取衷哉惟觀吾所行之通塞以為進退而已行之而通則已有適用之具便進而任國家之事可也行之而塞是已无其具亦退

而自治可也審進退之幾者不必觀九五也內度其身而可決耳

象曰觀我生進退未失道也

人能觀我生以為進退則可以進而進可以退而退而不失其道也

六四觀國之光利用賓于王

六四最近於五五方以中正觀天下其禮樂政教粲然明備為國之光輝者四皆得而親見之占者遇此利用作賓于王家已仕者則朝覲以述職未

仕者則進身以行義如四之觀光可也

象曰觀國之光尚賓也

四之觀國之光以其志在得君行道而尚慕乎賓

禮之盛也

九五觀我生君子无咎

九五陽剛中正以居尊位其下四陰仰而觀之正

所謂以中正觀天下者君子之象也居此位得此

占者當觀己之所行果能如九五之陽剛中正而

全乎君子之道則足以觀乎天下而无咎矣

象曰觀我生觀民也

所謂觀我生者不但自觀一身之得失也必觀民德之善否以自省察民無不中而後信己之能中民無不正而後信己之能正也

上九觀其生君子无咎

上九以陽剛居尊位之上是賢人不當事任而道德為天下所仰者亦君子之象也居此位遇此占者必觀其所行果能居仁由義尊德樂道言動可法容止可觀如上九陽剛之君子則可以為人所

矜式而无咎矣

象曰觀其生志未平也

上九之必觀其生者以人方觀其德以為法雖不在位其志亦當常自慎察不可安肆而怠忽戒懼也

終

清泰山磁版印本周易說略

第二册

清 張爾岐撰

清康熙五十八年泰山徐志定真合齋磁版印本

山東人民出版社·濟南

周易說略卷之三

䷔ 震下離上

噬嗑亨利用獄

噬齧也嗑合也物有間者齧而合之也此卦上下兩陽而中虛頤口之象四以一陽間于其中必齧之而後合故名噬嗑文王係詞以為凡事之不得如意者必有物以間之此卦既噬而合矣則其占當得亨通也又卦體卦德卦兩象及卦變有威明得中之美為利用獄之象夫獄之未決猶物之間

而未合今威足以斷明足以照又得其中而明不
至過察威不至過暴以之治獄則有以服人之心
而是非立判亦如噬物之間者而得合也
是就卦中有此善而斷其然非謂欲去物之間
必利于用獄以治之雖先儒有此說覺于象傳
不合蒙引所判甚明謂治獄亦有噬嗑之義則
可謂噬嗑之得亨全在用獄則斷不可也
象曰頤中有物曰噬嗑
卦名為噬嗑者何哉以卦體上下兩陽而中虛為

頤之象九四一陽間其中爲頤中有物之象頤中有物必噬之而後合故曰噬嗑凡事有強梗爲之間必待治之後合也

噬嗑而亨剛柔分動而明雷電合而章柔得中而上行雖不當位利用獄也

占之得亨者事有間則不通既噬之而合是間者已去則得亨矣又言利用獄者何哉凡治獄之道必威明得中乃爲可貴今卦體三陽三陰剛柔均平是剛不至暴柔不至縱也卦德震動而離明是

威足以斷而明足以照也其威明各至非特卦德為然在兩象為雷電相合而章是威與明相濟而益顯也其剛柔不偏非特卦體為然在卦變自益而来柔自四進而居五為得中而上行是剛柔相調而適宜也卦中有此數端之美雖卦變以柔居五為不當位既威明得中于治獄之道盡矣故利獄也

象曰雷電噬嗑先王以明罰勑法

雷與電合威明相須故為噬嗑先王取其象以明

著其大小輕重之罰使人知罰所由加而不疑于所坐所以振勑大綱小紀之法使人知法之當守而不敢輕有所犯也

按先王以立法者言則明罰勑法都立法時事大全吳氏一時平日二語非是以其誤以法字當罰字也程傳云法者明事理而為之防者也蒙引云明罰即所以勑法又云如此者所以振勑法紀以警有衆故為勑法也細讀可知罰字法字之別矣

雷電相合有嗑象不及噬字義此蒙引說也愚謂雷電亦所以去陰陽之間而使之合者似可兼此二字但前輩不曾言及未敢遽入講中

初

初九屨校滅趾无咎

初上无位為受刑之象而初在卦始罪薄過小未應得重刑又在卦下人之足趾亦處身之最下故為屨之以校滅其足趾之象初惡方萌而遽懲之則惡由是而止矣故其象得无咎

象曰屨校滅趾不行也

所謂屨校滅趾者蓋趾所以行令禁之早而屨以校則初必知懲而不進于惡矣故謂之滅趾也

六二噬膚滅鼻无咎

六二有中正之德以治獄存心不偏聽斷合宜故其得人之情如噬膚之易然以柔乘剛則中順有餘而剛斷不足其所治者又強梗之徒不免于勞心力費辭說而有滅鼻之傷矣在彼既所當治在我又能善治終當使之心服而无咎也

象曰噬膚滅鼻乘剛也

六二之噬膚滅鼻者以其乘初九之剛強梗之人難以遽服也

六三噬腊肉遇毒小吝无咎

六三陰柔不中不正既无剛斷之才又不得用刑之道故治人而人不服有噬腊肉而遇毒之象治獄如此豈不小有羞吝乎然時當噬嗑彼寔有罪當治我于義為无咎也

象曰遇毒位不當也

六三之遇毒豈人之難服哉由爻位之不當陰柔

而不中不正不足以服人也

九四噬乾胏得金矢利艱貞吉

九四以剛居柔寬猛相濟得用刑之道者故雖治所難治如噬乾胏之難嗑亦有以得其情而服其心有得其金矢之象也然治獄亦非易事利于艱難其心常恐一毫之不明正固其守惟恐有一毫之不公則刑當其罪而人以不冤乃得吉矣

得金矢黃金只是治人而人服之象不必作堅直之喻亦不必作納金矢以求聽只是聽訟時

原有鈞金束矢之事故借為人服之象耳王永啟曾有是說今從之

象曰利艱貞吉未光也

四雖艱貞而得吉然去刑措之風遠矣其于治道未為光大也

六五噬乾肉得黃金貞厲无咎

六五柔順而中以居尊位是慈祥而不流于姑息者以此治獄人无不服故為噬乾肉而易嗑人願納其黃金之象然刑豈易用者哉必正以自守而

不敢有所私危以自持而不敢有所肆庶幾刑罰得中而无咎耳

象曰貞厲无咎得當也

所謂貞厲无咎者以用刑者必貞厲以處之然後所治得當而人始服也

上九何校滅耳凶

上九以陽剛而過極是負固怙終嚚言不信者故至罪大惡極而不可解又在卦上當荷校之位故其象爲何校而滅耳其占則凶也

象曰何校滅耳聰不明也

所以何校滅耳者正以治其聽之不明也若能審聽之言而改圖之于早則无凶矣

䷕ 離下艮上

賁亨小利有攸往

賁飾也謂人之相接有儀制倫叙之文以爲之飾也卦變自損来自既濟来皆柔来文剛剛上文柔剛柔文錯者文也卦德内離明而外艮止文明以止者亦文也故其卦爲賁文王係詞以爲柔来文

剛是陽得陰來為之助且內文明則能灼見事理而達于物情皆亨道也故其占當亨剛上文柔是剛反以柔為主而往為之助矣且艮止于外雖不失于妄動而不足乎變通是皆不能大有為故其占但小利有攸往

柔來文剛剛上文柔據彖引說如此推之人事則以剛柔交錯作尊卑往來說以責之為賁本在人之相接處見之也多有以剛柔作文質解者則彖傳當解云又來而文質質上而文文似

不及蔡記為順柔來文剛如詩美諸侯來朝曰為龍為光是也剛上入柔如春秋書天王狩于河陽而晉文以霸是也推之父子夫婦各有此相文之事

彖曰賁亨柔來而文剛故亨分剛上而文柔故小利有攸往天文也

彖傳謂賁之為卦以卦變言之自損來則柔自三來而文二自既濟來柔自上來而文五是皆柔來而文剛陽為主而陰來助之得相從之正理成倫

叙之嘉會者故卦詞曰亨然自損来者又剛自二上而文三自既濟来者剛自五上而文上又皆分剛上而文柔陰反為主而陽反為之用可藉榮于一時非共遵之儀法故卦詞曰小利有攸往大凶剛柔交錯是即在天自然之文也日月之運行星辰之經緯无非一剛一柔之相錯而已

文明以止人文也

以卦德言之内離為文明而外艮為止文明而[illegible]所止是即在人之文也上下尊卑内外彼此之間

燦然有文以相接寔確然循分而各盡在人之文不過文明以止而已

觀乎天文以察時變觀乎人文以化成天下

卦之剛柔交錯即天文人但觀卦之天文而所以察四時之推遷者不外此而得之矣文明以止即人文人但觀卦之人文而所以化成天下之道不外此而得之矣賁道之大何如乎

象曰山下有火賁君子以明庶政无敢折獄

山下有火火之光輝照耀乎山故其象為賁夫山

下有火明為山所限而不及遠故君子體之于庶政則用吾明以明之凡簿書期會之間无不立辨使各有條理至于刑獄民命死生之所係則務加慎重而不敢輕用其明以折斷焉

明庶政无敢折獄只是說君子有用明處有亾而不用處非以此為君子病也俗講多云折獄事之大者非明之遠者不能非是

初九賁其趾舍車而徒

初九剛德明體而處下夫剛德則所守者固內重

而見外之輕矣明體則出處之分明有見幾而作之義矣是有以自賁于下者也故爲賁其趾之象所謂賁其趾者如何謂舍非道之車而安于徒步也

象曰舍車而徒義弗乘也

初九之舍車而徒以義不當乘故舍而弗乘也君子之取舍決于義而已

人之砥行立節所以自賁也

六二賁其須

六二陰柔不得不附九三之陽剛二中正而三得正則其相附也非為邪且皆无應與彼此黨孤勢宜相附故二附三以動相與以有成猶須之附頤而動故曰賁其須言其相附麗而成美也

象曰賁其須與上興也

所謂賁其須以二之與上俱興起而有為也

九三賁如濡如永貞吉

九三一陽居二陰之間二陰為之順承是得陰之賁而潤澤其身者也然陰能賁乎陽亦能溺乎陽

為九三者豈可溺于所安哉故必長守其剛正之德而以禮自持則不啟彼不遜之心而賁濡有常乃得吉也或占者當如是也

象曰永貞之吉終莫之陵也

所謂永貞之吉以三能固守其正則人將承順恐後終莫敢陵侮之也

六四賁如皤如白馬翰如匪寇婚媾

六四與初九陰陽正應本相賁者乃為九三所隔而不得遂則不成其賁而皤如矣四終不忘乎初

其相求之心甚切有不容稍緩者所乘之白馬如飛翰之疾焉然三之求四其心非有害于四亦以地近易親而欲與之爲婚媾耳但四之求初甚切故終不肯顧也

象曰六四當位疑也匪寇婚媾終无尤也

六四之爲三所隔而不得與初相貢若以其所當之位與初遠而與三近疑若有可求者故來三之求也三之求四本非爲寇而求婚媾四能守正而不與則亦終无他患四何疑而不決于從初乎

自二爻至四爻道之賁在人已應違者也

六五賁于丘園束帛戔戔吝終吉

六五有柔中之德爲賁之主柔則務爲收歛中則不過其則故敦本質尚誠寔爲賁于丘園之象此得禮之本賁道之善者然隂性吝嗇故儀文間略爲束帛戔戔之象人而如此亦可羞吝然禮奢寧儉有以奢而窮者未有以儉而敗者故終得吉也

象曰六五之吉有喜也

六五之終得吉者以衆方逐末而能務本以爲之

倡則公不至于犯禮而私不至于傷財誠有喜也

上九白賁无咎

上九居賁之極是當文盛而敝人心思質之時能還淳返朴舉紛華靡麗之習一洗而空之猶物本有色而返于无色故為白賁夫文勝則質衰本有咎也今能返之于質善于補過矣故无咎

象曰白賁无咎上得志也

厭文返質上之志也今能白賁而得无咎則澆風可挽上之志豈不既得矣乎

五上二爻賁道之在儀文度數者也蒙引云白賁視賁丘園爲益還淳而返本矣二爻還要說得不同夫五之賁丘園但務本真尚儉約耳白則盡革浮文以用本質此其不同者也亦以五之時文雖盛而未極上九則文已極而不容不返也

䷖ 坤下艮上

剥不利有攸往

此卦五陰在下而方生一陽在上而將盡陰盛長

而陽消落故名為剥九月之卦也陰盛陽衰小人
壯而君子病時固當止也而卦德坤順艮止又有
能順時而止之象占者值此惟當儉德辟難不利
有所往也

彖曰剥剥也柔變剛也

卦名為剥者言陽剥落而將盡也陽之所以剥者
柔進于陽變剛者使為柔也勢將使陽盡剥而為
純陰之世矣故名為剥也

不利有攸往小人長也順而止之觀象也君子尚消

息盈虛天行也

卦辭云不利有攸往者以卦體言之五陰盛長于下小人之勢正長也固已不宜往矣以卦德言之坤順艮止爲順時而自止之象人又當觀此象而不往也夫君子之一行一止皆尚乎消息盈虛誠以天運如此人不可違也剝之時乃陽消而陰息陰盈而陽虛之時若猶有所往是違乎天運矣何利之有

順而止之一段若云以卦德言之坤順艮止必

順而止之乃爲能觀象也文勢更順

象曰山附于地剥上以厚下安宅

山本高起于地今乃反附于地有摧落之象故爲剥夫地也者山之所附以爲安者也凡爲人上者當體此象厚其在下之人以自安其所居之位苟不受剥而上以永寧矣

初六剥牀以足蔑貞凶

陰之剥陽自下而上初六在下方剥去一陽是陰惡方形于下有剥牀以足之象禍雖未迫而上進

之勢則不可遏其占為必至于滅去正道而凶惟
見幾而作可也
剝者將中傷牀上之人而先剝足及辨其來有
漸小人將去秉權之君子其事亦有漸或沮其
一事或害在一人久之氣焰漸盛遂大肆排擊
以至正道滅息矣
象曰剝牀以足以滅下也
所謂剝牀以足以陰方滅陽于下也其勢必漸進
而上矣

六二剥牀以辨蔑貞凶

六二剥陽之勢漸進而上其惡漸熾有剥牀而及其幹之象其占為將来必至滅正而凶君子所當急避也

象曰剥牀以辨未有與也

剥牀而及辨亦云危矣然尚小人未有與時事也至其黨與既成禍不止此矣思避禍者尚可緩哉

六三剥之无咎

六三與上九為正應羣陰方剥陽而已獨應之是

自去其黨而從正人在剥之時為无咎矣

象曰剥之无咎失上下也

六三所以在剥之時為无咎者以其獨應乎上而失上下羣陰之黨也仁義何常背小人而從君子斯君子矣何咎之有

六四剥牀以膚凶

六四陰長已盛剥陽甚迫為剥牀而及其膚之象君子至此何所逃小人之禍故其占為凶也

象曰剥牀以膚切近災也
所謂剥牀以膚言小人之害已迫寔君子切近之
災也
六五貫魚以宫人寵无不利
六五羣陰之長當率其類以受制于陽如貫魚之
有序而以宫人承寵者然則國有君子禍敗可挽
而小人亦陰受其庇矣何不利之有
此爻本剥陽之首惡聖人開以遷善之門云若
能如此則无不利无不利三字正以開誘乎五

也本義占者云云當在言外剥之无咎亦指爻說與此略同

象曰以宫人寵終无尤也

小人而剥君子固其尤也能改而率其類以歸于正則其始雖有尤終得无尤矣聖人葢深嘉其自新之美也

上九碩果不食君子得輿小人剥廬

諸陽剥盡惟上九一陽在是尚有一君子存也此一君子乃善類人所賴以復興而開治平者則果

寔盡落唯一碩果尚在木末未爲人所食剥未盡而能復生之象也若占者果君子也則當爲衆陰之所承戴而有得輿之象若小人得之則必盡剥君子乃已君子既盡彼亦自失所庇而不免于禍是自剥其廬也

象曰君子得輿民所載也小人剥廬終不可用也

所謂君子得輿者君子在上民所尊仰而承戴之者也小人害君子而自剥其廬則時事終莫可爲矣豈小人之福哉

䷗ 震下 坤上

復亨出入无疾朋来无咎反復其道七日来復利有攸往

復陽復生于下也剥盡則為純坤十月之卦而陽氣已生于下矣積之踰月然後一陽之體始成而来復故十有一月其卦為復係詞以為陽既往而復反在人事則正道既絶而復續善類久塞而復通有亨道矣卦德震動坤順有陽動于下而以順上行之象故其占為已之出入可无沮滞之疾而

朋類之来亦獲祉而无咎陽之消始于姤歷七爻
而一陽始復天運之自然如此故其占爲往来循
環之期七日當得来復又剛德方長其占爲吾道
大行之機凡有所施爲皆无不利也

象

象曰復亨剛反

象傳曰復之所以亨前此皆陰長陽消之日陽无
可亨之理今陽剛既往而復反是善類復用正道
復行故有亨理也

動而以順行是以出入无疾朋来无咎

其出入无疾朋来无咎者以卦德震動坤順陽之初動以順而上行是其施為之際能相時度勢不激不驟順乎義理而行是以在巳之出入得以无疾而朋類之来者亦可以連彙而進而无咎矣

反復其道七日来復天行也

所謂反復其道七日来復者蓋以自姤卦一陰初生而陽消經歷七爻陽始来復其自消而息乃天運循環之自然也豈人之所能為哉

利有攸往剛長也

所謂利有攸往者以陽德既復勢必漸長以至純陽衆賢用事吾道大行何所往而不利乎

復其見天地之心乎

夫天地生物之心亘古今而无間者也方其陰盛之日肅殺方行生意閉塞天地之心疑于滅息矣至此一陽来復其所以資始乎萬物者于此復萌而後知化育之機固无時而息也不可以見天地之心乎

象曰雷在地中復先王以至日閉關商旅不行后不

省方

雷初動于地中陽始復之時其卦爲復先王觀此象以陽之微而當安養也遂立爲法制于冬至之日閉關使商旅不得行而爲后者亦不省方上下皆安静以養微陽先王之順天時而贊化育此其一也

初九不遠復无祇悔元吉

初九一陽復生于下復之主也又居事初是人心一念之失未至離道之遠即復于善而不至于有

悔如此則天理日純聖域優入大善而吉之道也

象曰不遠之復以修身也

失不遠而即復所以修吾身也人能知其不善速改以從善修身之道豈有他哉

六二休復吉

六二柔順中正近初九之賢而能下之資其善以自輔則力不勞志不苦而學以成德以進休美之復也何吉如之

象曰休復之吉以下仁也

初之不遠復克已復禮之仁者也二能虚以下之
故休復而吉也
六三頻復厲无咎
六三以陰居陽不中不正制行已不善矣又處動
極躁而无常者也以其居復之時故為頻失頻復
復而不固之象惟其頻失也故其占為將陥于惡
而厲幸其頻失而能復也故其占又為可返于善
而无咎也
象曰頻復之厲義无咎也

頻復雖不免于厲然既能復是過而能改于義為

无咎也

六四中行獨復

六四柔而得正處羣陰之中而獨與初陽為應是

與衆俱行而獨復于善非特立之士其孰能之

象曰中行獨復以從道也

四之中行獨復以其處流俗汙世之中獨能惟道

是從而不係于其類也

六五敦復无悔

六五以中順居尊而當復之時是居尊而好善勉勉循循而不已者爲篤實以復善之象如此則事无過舉无悔之道也

象曰敦復无悔中以自考也

五之敦復无悔以其處中而體順本有是中德能敦篤其志以中德自成故可以无悔也

蒙引云初九之不遠復乾道也六五之敦復坤道也愚謂不遠之復顔子以之敦復曾子以之

上六迷復凶有災眚用行師終有大敗以其國君凶

至于十年不克征

上六以陰柔居復終陰柔則不能振厲以復于善居復之極則反而不復故為終迷不復之象凶之道也所謂凶者如何必有自外之災自巳之眚焉所謂災眚如何假使用行師也終有大敗敗而不已且以其國君凶甚至于十年之久亦不克征唯其怙終不悛故其禍至于如此也

象曰迷復之凶反君道也

迷復之凶以其反乎君道也君道固在乎能復也

☰☳ 震下乾上

无妄元亨利貞其匪正有眚不利有攸往

无妄寔理自然之謂此卦變自訟九自二来居初以剛在内心之寔也又為震主動而不妄者也存發皆寔故為无妄文王係之詞曰无妄者正而可亨之道也又二體震動而乾健九五剛中而應六二皆正而可亨者也故其占為大亨誠能動物也又必利于正正乃謂之无妄也苟不然而匪正則妄矣必有眚而多災咎不利有攸往而多沮滯矣

彖曰无妄剛自外来而為主于内動而健剛中而應大亨以正天之命也其匪正有眚不利有攸往无妄之往何之矣天命不祐行矣哉

夫子釋彖曰无妄之為卦以卦變言九自二来居初是剛自外来而為主于内道心為主心无不寔也以卦德言為動而健是勇于義而不牽于私也以卦體言則九五之剛健中正而應六二之柔順中正同德相信不擾以偽也合而觀之是内外人巳之間无一不正也故其占大亨而必以正以天

命之當然本自如此也合乎天命則天祐之故利
耳善夫所謂其匪正有眚不利有攸往者蓋以无
妄者正而已既云无妄而乃有匪正之往是妄也
將何之矣妄則逆乎天命而天命不祐尚得有所
行矣哉

象曰天下雷行物與无妄先王以茂對時育萬物

象傳曰天下雷行振動發生萬物各正其性命是
物而與之以无妄也先王法此以善順天時養育
萬物使萬物各遂其生亦因其所性而不為私聖

人與天摠一无妄之理也

初九无妄往吉

初九以剛在内為卦之主是存諸皆寔而无妄者也如是而往以應事則誠能動物无適不宜何吉如之

象曰无妄之往得志也

无妄而往則志无不得感應之定理也

六二不耕穫不菑畬則利有攸往

六二柔順中正但因時順理而為所當為至于利

害得失之閒全付之度外而無所作為于前無所冀望于後有不耕亦不穫不菑亦不畬之象占者能不謀利不計功如此則何人不可處何地不可居何事不可為隨所往而皆利矣

象曰不耕穫未富也

所謂不耕穫者言其因時順理為所當為而未嘗有計利之心也

六三无妄之災或繫之牛行人之得邑人之災

卦之六爻皆无妄者也六三本亦无妄但所處不

得其正在人事則為所居非其地所遇非其人所遭非其時有莫之致而得災者故占得此者為有无妄之災其无妄之災如何如或係之牛行人牽之以去而邑人反遭詰捕之災也

象曰行人得牛邑人災也

行人得牛而為邑人之災此所謂无妄也

九四可貞无咎

九四陽剛乾體能自守者也下无應與又宜自守故其占可守其正而不輕有所為則无妄動之

咎矣
象曰可貞无咎固有之也
可貞无咎以其能固有此理而不失也
九五无妄之疾勿藥有喜
九五陽剛中正以居尊位有純粹至善之德而待
位行道者也下應六二中正又有同心同德之臣
也君臣道合内治已修无妄之至也如是而或有
无故非意之事但當從容安靜不必為之擾勞久
當自定矣故其象占為无妄而得疾可勿藥而有

喜也

象曰无妄之藥不可試也

既已无妄乃以意外之疾而欲藥之則反為安矣恐且因藥以致疾其可輕試乎從来國家以輕舉妄動而召禍敗者皆此類也

上九无妄行有眚无攸利

上九本亦无妄者但以處時之極而不知變有不當行而行者故雖无妄而行有眚无攸利矣

象曰无妄之行窮之災也

上九以无妄之行而致災者以其窮極而不知變通也

蒙引以爲極而不知變如尾生孝已之行夫所謂變是變其執一非變其无妄也无妄自是上九好處世豈有宜變无妄而爲安者乎无妄者貞也窮不知變者諒也觀君子貞而不諒則知无妄上九窮而致災之解矣

䷙ 乾下艮上

大畜利貞不家食吉利涉大川

此卦以艮畜乾為畜之者大又所畜者乾為所畜之大又内乾剛健外艮篤實輝光是能日新其德既為畜止之大又為蘊畜之大故其卦為大畜文王係之詞曰大畜之道利于以正以畜止而言禁奸制暴必以正法以蘊畜而言積學修德必以正道乃得通利也然卦體有尚賢之象故占又為不食于家而食于朝吾道大行而吉也六五下應于乾為應乎天之象故占又為能濟艱極變而利涉大川也

程傳利貞以下單指蘊畜之大相承說去今據
蒙引兼畜止說分占爲三寔本義意也

彖曰大畜剛健篤寔輝光日新其德

孔子釋彖曰卦名爲大畜者以内卦爲乾是内之
存主剛健而不屈于物欲外卦爲艮是外之踐履
篤寔而不浮華有光輝之不可掩由是内外交養
互蔡理之得乎已者日進而不已而德爲天下之
至德矣所畜之大孰過于此故名爲大畜也
剛上而尚賢能止健大正也

卦辭云利貞者以卦變言之自需而來九自五而上是以剛德進而居師保之位也以卦體言之上九之陽在上而六五居其下而尊尚之是尚賢也以卦德言之又爲止健是畜止強梗之人也夫剛自下而上茍非大正則德不稱位而人莫之戴尚賢茍非處于大正能去讒遠色賤貨而一於貴德者不能健者至難止也茍非大正則自反不直而人有不服三者皆非大正不能故曰利貞也

不家食吉養賢也

卦詞云不家食吉者以六五尊尚乎賢必能養賢
以誠賢者見用之會故云吉也
利涉大川應乎天也
又云利涉大川者以卦體六五下應乎乾是其所
為能順乎天則得時措之宜斯足以濟艱難拯陷
溺而不困矣
象曰天在山中大畜君子以多識前言往行以畜其
德
象傳曰以天之至大而在山中為大畜之象君子

觀此象以大其藴畜多識前古聖賢之言與行而察言以求其心考跡以觀其用于以畜成其德焉蓋德雖具于吾心而寔大備於古人之言行古人之言行即其德之散見者也吾識而得之則萬理會于一心而一心統乎萬理德之量于是而全斯其為大畜也已

畜之為義兼畜止畜聚大象單言畜聚六爻單言畜止

初九有厲利已

乾為艮所畜故六爻以相應為相畜初九陽剛欲上進者六四居上a位而畜乎已勢不可敵故其占若犯之而進則有危厲利在止而不進也初九不可進而未必能自不進占蓋戒辭也

象曰有厲利已不犯災也

爻言有厲利已以已而不進則不犯災也

九二輿脫輹

九二陽剛足以有行者為六五所畜而不可進以其處中能審乎時勢自止而不進有輿脫輹之象

時止而止者也
象曰輿脫輹中无尤也
九二之為輿脫輹者恃其處中故能自止而不至
於有尤也
九三良馬逐利艱貞曰閑輿衛利有攸往
三以陽居健極極則難畜上以陽居畜極極則不
畜故極而通之時也又皆陽爻同類相從同德相
濟故不相畜而俱進于是三逐上而進有良馬逐
之象然為九三者不可輕于進也利于艱難以審

幾正固以自持真見其可進而後進且自閑習其用世之具凢所以為戴為防者无一不備以是而往則相時而進進而不窮成器而動動而不括何不利之有

象曰利有攸往上合志也

九三所以利有攸往者以上九與之合志同欲行道而濟時故相汲引而不沮抑也

六四童牛之牿元吉

六四畜初者也初居最下陽之微者當其微而早

畜之所謂禁惡于未萌之時猶童牛而即加牿以制其觝觸之性也如是則我无禁制之勞彼无扞格之患大善而吉之道也

象曰六四元吉有喜也

制惡而有刑禁力制之勞非為上者之所快六四之止惡于初而得元吉用力甚少而成功甚易固其心之所喜矣

六五豶豕之牙吉

六五畜乾二陽已進而止之不若初之易矣然以

柔居中而當尊位柔中則有善慶之術居尊則有可為之力知天下之惡不可以力制也于是察其機持其要塞其本原故不假刑法嚴峻而惡自止若豶豕之牙然夫四剛躁之物其猛利在牙強制之不能也惟豶去其勢則牙雖存而剛躁自止禁惡而得其機會如此則天下无不可止之惡吉何如之

象曰六五之吉有慶也

六五制惡有道遂能止惡而得吉斯誠天下之福

慶也

上九何天之衢亨

上九居畜之極畜極而通豁達无礙前此正畜之時常求通而未得矣至此何其若天之衢任雲氣飛鳥之往来而无所阻蔽也其為亨通何如矣

象曰何天之衢道大行也

爻謂何天之衢何也謂其道之鬱積而不得施者至此乃得大行也

此爻只作畜極而通說既不可說畜止之人亦

不可說受人畜止似自為一義時說作強梗盡化天下順治非不可通然不如傳義之圓滿矣

䷚ 震下艮上

頤貞吉觀頤自求口實

頤口旁也此卦上下二陽內含四陰外實內虛上止下動為頤之象故名為頤頤食物以自養故為養之義文王係之詞曰養之為道必得正則吉蓋人之所養有二一則養德一則養身當觀所以養德者果能寡欲以養心集義以養氣不以異端亂

正學不以曲學害大道則得其正矣當自求其所以爲口實以養身者果能窮不爲苟得達不爲倖獲不以飢渴害其心不以嗜慾汩其性則得其正矣得正如此乃得吉也

彖曰頤貞吉養正則吉也觀頤觀其所養也自求口實觀其自養也

彖傳曰卦辭云頤貞吉者言人之養必能順天之理循物之則而得其正則吉也云觀頤者言人之養一在養德當觀其所養果在道德仁義而爲正

者乎抑在異端曲學而為不正者乎故云觀頤也云自求口寔者言人之養一在養身當觀其自養者果合乎義理而為正者乎抑徇乎私欲而為不正者乎故云自求口寔也

天地養萬物聖人養賢以及萬民頤之時大矣哉

試即頤而推言之頤之為道不特在人養德養身之間而已也天地之施氣化以養萬物此養也聖人用爵禄以養賢因之施恩澤以養萬民亦此養也頤之時不既大矣哉

象曰山下有雷頤君子以慎言語節飲食

象傳曰山下有雷元氣鼓動萬物得養故為頤養之象君子觀此象以自養以為養德者不止在言語也而莫切于言語故慎頤之所出而不敢妄發養身者不必在飲食也而莫切于飲食故節頤之所入而不敢濫進君子于養之道為得其要矣

初九舍爾靈龜觀我朵頤凶

初九陽剛在下本能自守而无所羡慕于外者如靈龜之咽息而不食能居動體而應六四之陰見

可欲而動矣是舍爾之靈龜乃觀我而朵頤也既動於欲則必失其所守而敗節喪義无不爲矣故凶

象曰觀我朵頤亦不足貴也

所守不終如此可貴者安在乎

六二顛頤拂經于丘頤征凶

六二陰柔不能自養者也若顛倒而求養于初是以在上求在下既拂乎經常之道而不可行矣若向乎上而求頤則又非其正應上之剛力雖足以

養人而非其所與必不見聽往必取辱而得凶也
象曰六二征凶行失類也
六二之征凶以卑下之流既无可求之理勢要之
家亦非宜求之人初與上皆非其類故无所往而
不困也
六三拂頤貞凶十年勿用无攸利
六三陰柔不中正而處動極是以昏昧之質制行
邪僻而躁于動者也其所以為頤皆狥利而害義
縱欲而滅理拂乎頤之常道矣雖其事屬天理人

情之正者亦縱肆之極不免于凶至于十年之久終不可用而无所利也

象曰十年勿用道大悖也

凶而至于十年勿用以其所由之道大悖乎頤之理也

六四顛頤吉虎視眈眈其欲逐逐无咎

六四陰柔不能養人而居上則有養人之責然柔而得正庶幾知所以求塞責者况所應又正乃初九之陽也故賴其養以施于下雖自上求下為顛

倒乎頤而寔吉然其下賢之心又恐其不專也必如虎之視下眈眈而不他求食逐逐而相繼則于人為不二于已為不怠乃可以養人而不窮而无負責之咎矣

象曰顛頤之吉上施光也

顛頤之吉以六四賴賢以養人則賢人之功皆其功而上之德施光顯于天下矣

六五拂經居貞吉不可涉大川

六五居尊位以養人為常者也乃陰柔不能養人

而賴上九以養固拂為君養人之常矣然為君而才不足賴有賢師傅而順從之以養人是亦其正道也茍能守此正道而不變則恵不必自己出而人賴其養斯吉矣若不度己之才而自用以冒險若涉大川以求濟則斷不可也

拂經全在不能養人上其賴上九之養只帶言耳不可連賴上九之養亦為拂經講居貞雖從不能養人說起亦不可并不能養人亦為貞立言全在抑揚輕重

象曰居貞之吉順以從上也

所謂居貞之吉能巽順以從上九之賢而委之以養人之任也

上九由頤厲吉利涉大川

上九居大臣之位六五賴其養以養人是物皆由之以養也任大責重如此必危厲自持不敢暇逸乃勝任而吉然上九以陽剛而在上位有能濟之才又有可濟之資于以濟天下之艱危而施養人之功亦无不利固无負于由頤之任者也

象曰由頤厲吉大有慶也

由頤厲吉者居由頤之任而知危厲則无人不得其養而福慶大被于天下矣

䷛ 巽下兌上

大過棟橈利有攸往亨

此卦之體四陽居中而過盛故為大過其在時事為當有大過乎常之事文王以為時當大過非有大過人之才不能濟也而卦之上下二陰不勝其重其象為棟橈才弱者不堪任大事也然卦體為

剛得中卦德爲巽而悦是有可行之道故其占爲
利有攸往而得亨才德過人乃克有濟也
彖曰大過大者過也
夫子釋之曰卦名爲大過者陽爲大卦體四陽聚
於中大者過盛故爲大過也
棟橈本末弱也
卦詞云棟橈者以卦之初與卦之上皆陰柔而才
弱不足以任天下之重也
剛過而中巽而説行利有攸往乃亨

卦詞又云利有攸往亨者何也以卦體言之則剛雖過而二五得中是剛斷雖若有餘而能裁之以中巽必適宜以卦德言之則内巽而外說内巽則其心善入於人情物理而知之深外說則有和悅之氣而不乖乎物以此而任大事則道有可行利於有所往乃亨矣

大過之時大矣哉

由此觀之人當事宜大過之時必得剛中巽說之才而後可濟其為時義不亦大矣哉

象曰：澤滅木大過君子以獨立不懼遯世无悶

澤本養木乃至滅沒乎木則過甚矣故為大過君子觀大過之象而為大過之行獨立於衆人之中而守其至正雖為流俗之所不與而未常懼至於舉世不合而遯世則亦怡然自得而未常悶也

初六藉用白茅无咎

當大過之時初六陰柔能慎者巽體尤能慎且居巽體之下巽而又巽過於畏慎者也為藉用白茅之象夫物而藉之可謂慎矣必藉之以茅且藉之

以白茅慎之至也率斯術以應天下事尚何咎之
有乎

象曰藉用白茅柔在下也

初六之取象於藉用白茅以其陰柔而在下位畏
慎之至也

九二枯楊生稊老夫得其女妻无不利

九二當陽過之始與初六密比而相與是其剛稍
過而得柔者以濟之為楊已枯而復生稊可以復
榮老夫而得女妻可成生育之象如此則无過極

之失其占當无不利也
二五爻辭與象各自為義程傳復援剛中立解
不如本義之洒脫矣
象曰老夫女妻過以相與也
所以取象於老夫女妻者言陽過之始而得柔者
相與以濟之則過而不過也
九三棟橈凶
三四二爻居卦之中有棟之象九三以剛而居剛
剛過之甚者也動則違於中和而拂於衆心安能

當大過之任乎故其象爲棟橈而占則凶也

象曰棟橈之凶不可以有輔也

剛之過而致棟橈之凶則人不可以輔助之矣

九四棟隆吉有它吝

九四以陽居陰剛柔得宜過而不過者也以當天下之大任足以負荷而不撓屈如棟之隆起吉之道也乃下應初六之陰而復以柔濟之是有它也則柔之過而至於隳事必致羞吝矣

象曰棟隆之吉不橈乎下也

棟隆之吉言其勝任而隆起于上不橈敗于下也此及九三象傳幷據蒙引說時說釋不可有輔言過剛之人不受輔助釋此節作不橈于初六之陰柔幷本之程傳亦自可通

九五枯楊生華老婦得其士夫无咎无譽

九五陽過之極已過于剛而失當矣又比上六過極之陰又過于柔矣欲相助以成功必不能濟如枯楊之生華无益于枯老婦之得士夫終不能育也不足有爲如此无僨事之咎亦无匡時之譽矣

象曰枯楊生華何可久也老婦士夫亦可醜也

枯楊生華華雖暫榮終不可久无益於枯也老婦而士夫不惟不能育求助而得此人亦甚可醜也

上六過涉滅頂凶无咎

上六處過極之地才弱不足以濟乃不避險難過涉而滅頂其事誠凶矣然于義則无咎也

象曰過涉之凶不可咎也

過涉之凶雖于事无濟仁至而義盡矣豈可咎責之乎

䷜ 坎下坎上

習坎有孚維心亨行有尚

坎之為卦一陽陷于二陰之中其象為水其德為險為陷此卦上下皆坎故名為習坎重險之象也文王以卦體中寔有有孚心亨之象故係之詞曰人處重險之中必能有誠信之心以安于義命始終不為僥倖苟免之圖則中有定主不為得喪所驚禍福所怵而心常亨通身處險而心亨則能靜觀時變熟察事機遇理有可為勢有可乘必成出

險之功而可尚矣

彖曰習坎重險也

卦名習坎者險而又險之義也所謂患難交至之衝艱危并集之會人之最難處者也

水流而不盈行險而不失其信

卦辭言有孚者何取也以坎之象為水其流也每足乎此即通乎彼而未常盈溢其流乎坎中而行險也率其不盈之常萬古一致而未常失其信人之處險中有定主而不妄動者正與相似故云有

亨也

維心亨乃以剛中也行有尚往有功也

卦辭云維心亨者以卦之二五以剛在中是有誠寔之德存主于内身雖處險而心自亨也卦辭云行有尚者以處險而心亨則安而能慮可以往而有出險之功也

天險不可升也地險山川丘陵也王公設險以守其國險之時用大矣哉

試即險之道而極言之天之險其高不可升是也

地之險山川丘陵是也王公知險之可以自防也亦設爲城郭溝池之險以保衛民人而守其國焉天地與王公各有其險險之時用不誠大矣哉

象曰水洊至習坎君子以常德行習教事

坎爲水水流洊仍而至是爲習坎君子觀此象取其重習之意以之治己則常其德行日新又新而不厭以之治人則習其教事朝厲夕飭而不倦以爲德行必習而後純教事必習而後安也

初六習坎入于坎窞凶

初六陰柔既非濟險之才居重險之下又値難濟之勢其陷必益深矣故其象為當習坎而遂入於坎窞其占為凶也

時説多作由習坎而入於坎窞蒙引不從然於習坎二字殊少著落今玩經文重在入字則習坎直帶説耳

象曰習坎入坎失道凶也

初六之習坎入坎何也蓋濟險之道在有孚而心亨惟剛中者能之今初六陰柔正與相反失其道

矣以是居重險之下安得不凶乎

九二坎有險求小得

九二處重險之中未能自出故在坎為有險之象然剛而得中則有孚而心亨者雖未能大有為猶可以求小而得也九二非才德之不足乃時命之未亨耳

坎字亦輕帶說如初爻習坎之例

象曰求小得未出中也

剛中如九二乃僅求小得者以其未出乎險中雖

有才德未能大有爲也

六三来之坎坎險且枕入于坎窞勿用

六三陰柔既非濟險之才不中正又非柔善之行以此而履重險之間安有自出之理故来亦坎往亦坎往則上坎在前是前遇乎險矣来則下坎在後是後又枕乎險矣前後皆坎進退維谷吾見其坎日有甚焉將入于坎之窞而不能自出矣占者得此決不可用唯當退避耳

象曰来之坎坎終无功也

來之坎坎是終无出險之功也此其所以不可用也

六四樽酒簋貳用缶納約自牖終无咎

九五居尊而六四近之有君臣之分而當在險之時爲君者有求賢共濟之心爲臣者當有委曲求濟之道故其所以上交于君者但當盡其誠悃不必拘繁縟之文也但當求其感悟不必拘進諫之正也如人之交際无八珍九鼎之富而但樽酒與簋无饔飧牢醴之盛而但貳之以瓦缶无歷階升

堂之儀而但以此禮自牖以進結積誠以動則疑者可格因明以通則迷者可悟始雖以在坎而多艱阻終能與其君成濟險之功而无咎矣

象曰樽酒簋貳剛柔際也

六四之但用樽酒簋貳者以在險之時剛柔相依以共濟故上之情下接下之情上交不必拘禮文之末也

九五坎不盈祇既平无咎

九五尚在坎中大難未解是坎陷之地尚未盈滿

之象能以陽剛中正居尊位德與勢皆可為且當將出之時將來必成治安之功而險者以平是坎陷之地至既已平坦之象占者如此則險陷可出而无咎矣

九五陽剛中正是能有孚心亨者坎不盈是坎陷之地尚未滿滿則為平地矣與象傳水流不盈不同

象曰坎不盈中未大也

九五當坎不盈之時雖有中德為時所厄而不得

爲大必至于旣平而後大也

上六係用徽纆寘于叢棘三歲不得凶

上六以陰柔居險極无濟險之才而處至危之地其陷益深終難自出爲係之以徽纆寘于叢棘之中至于三歲之久亦不得脫之象其占如此凶可知矣

象曰上六失道凶三歲也

上六陰柔與有孚心亨者相反失濟險之道矣故其凶至于三歲之久非但時勢之難也

䷝ 離下離上

離利貞亨畜牝牛吉

離麗也附麗也卦名為離者取陰麗于陽之義此卦上下皆離故其名不易文王以為物之所麗利在得正如臣之委質士之托交以至一事一物之間莫不有其所麗皆貴得所處之正能得其正則可以亨矣既麗于正必得柔順之道如畜牝牛則得吉也

彖曰離麗也日月麗乎天百穀草木麗乎土重明以

麗乎正乃化成天下

象傳曰卦名為離取附麗之義也如日月則麗乎天百穀草木則麗乎土在天地之中者无无所麗之物也其在人道為君臣者必皆有明德以麗乎君臣之正位則以正朝廷者正萬民可以化天下而成大正之風矣

柔麗乎中正故亨是以畜牝牛吉也

卦辭言利貞亨畜牝牛吉者何也蓋卦體二五以柔麗乎中正是所麗得其正而貞矣故亨且以柔

而麗乎中正是柔順之道既得矣是以云畜牝牛
吉也
象曰明兩作離大人以繼明照于四方
離象為日日之明相繼而作重離之象大人法此
以明其明德使德之本明者繼續而无間由是發
為光輝著為事業以照于四方一如大明之照下
土也
初九履錯然敬之无咎
初九以剛居下而處明體剛則不安于下明則有

可進之才故其志在上麗而急于進有履錯然之
象謂其舉動紛錯失其常度也此惟不知敬之故
耳古者若能敬之詳其義理持以慎重則无此履
錯之咎矣

象曰履錯之敬以辟咎也

戒履錯者以敬所以辟此躁動之咎也

六二黄離元吉

六二柔順居中得正是其所附麗者得其中而合
乎正是為黄離此離之大善而吉者也

象曰黄離元吉得中道也
六二之黄離元吉以其得中道而无偏倚故象為
黄離占為元吉也
九三日昃之離不鼓缶而歌則大耋之嗟凶
九三居重離之間前明將盡故為日昃之離言盛
過當衰如日下昃之光也夫盛衰循環理所必然
達者安常以自樂聽其自至可也若或不鼓缶而
歌則不能自處而唯以大耋是嗟矣何益乎適自速
其亡而凶耳

鼓缶而歌只是安常自樂之象缶是常用之器故借為常義大耋之嗟只是以衰為憂之象亦不拘定是憂老死此所謂占之象也

象曰日昃之離何可久也

日昃之離何可復久雖憂無益君子所以貴乎順理自安也

九四突如其來如焚如死如棄如

九四履上卦之初後明將繼之時也九繼人以有事者當和緩詳密乃能有濟九四乃以剛迫之急

遽而無漸有突如其来如之象必至激變生災而焚如死如棄如矣

象曰突如其来如无所容也

當繼人有事之初而突如其来如則其身必至于無所容也

六五出涕沱若戚嗟若吉

六五以隂居尊桑麗乎中巳之所處可謂得其道矣然不得其正而迫于上下之二陽是時勢所遇有不得其安者必以不保其位為憂而出涕沱若

戚嗟若則危者以平終必保其位而吉矣
象曰六五之吉離王公也
六五之以憂懼而得吉者以其所麗者王公之位
憂所當憂也
上九王用出征有嘉折首獲匪其醜无咎
上九以陽居上在離之終剛明之極而能及遠則
威震而刑不濫王者用此道以出征有嘉美之功
在折其首惡所執獲者匪其醜類此王者弔伐之
師无殘暴之咎矣

象曰王用出征以正邦也

王者用剛明以出征以寇賊奸宄亂我邦國不得已而正之也豈殘民以逞者哉

周易説略卷之四

周易下經

䷞ 艮下兊上

咸亨利貞取女吉

此卦上兊下艮以卦體言則柔上剛下而交相感應以卦德言則艮止而感之專兊説而應之至以卦象言又爲少男而下少女得男女之正婚姻之時故其卦爲咸咸者交感也文王係之詞曰觀咸之成卦知人有感必有應感而應則无不通矣其

占固當得亨然其所以感者必出于正方能利而无不通也苟能以正即取女一事而言亦當得吉可見貞之必利而感之不可不出于正也

彖曰咸感也

卦為咸者交相感之義也天下无無對之物此感則彼應所應復為感自然之理卦有此義故曰咸

柔上而剛下二氣感應以相與止而說男下女是以亨利貞取女吉也

卦詞曰亨利貞取女吉者何也蓋以剛上柔下本

其定位今卦之二体兊柔在上艮剛在下是剛柔之二氣此感彼應以交相與固已見感應之理矣卦之德艮為止而兊為説止則感之專而无他説則應之至而樂從人已相感之善者也卦之象又為以艮之少男而下兊之少女男下乎女既非瀆倫以少配少又非過時男女相感之善者也感而如此必通之道至正之理也是以能亨而又曰利在得正取女如是則吉也

蒙引云二氣指剛柔兼造化人物言

天地感而萬物化生聖人感人心而天下和平觀其所感而天地萬物之情可見矣

自感通之理而極言之天地之氣交相感而萬物即于此而化生聖人以同然之理感乎人心而天下即成親遜仁讓之風而和平夫天地之感感也萬物化生則通矣聖人感人心感也天下和平則通矣即此而觀可見天地有天地之感通萬物有萬物之感通无无對之物亦无不應之感誠于此即動于彼天地萬物總一致而已則天地萬物之

情不于此而可見乎

天地感時説作天地感萬物詳文理似不如是斷從程傳作二氣相感棠引云萬物化生還是天地之感而通處通屬天地此句蓋爲本義極言感通之理下解又本義感有必通之理句通字似貼亨字與通天下之志及人口頭所言感通者不同

象曰山上有澤咸君子以虛受人

卦象山上有澤是以澤之潤而感乎山以山之虛

而受乎感感之象也君子体之知人之心一為私
意所蔽而不能虛則先入者為主而感應之機窒
矣雖有至者亦捍拒而不能受故虛其心使中无
私主以受人之感焉則无感不通而物来順應亦
如山之受澤之感也

初六咸其拇

此爻居咸之初是感于最下而所感浅如孤寒之
士踈遠之臣勢分之接于上者无相親之便情意
之投于上者又无相得之雅雖欲感乎人而人未

為之感自人身取象正如感人而以其拇雖欲進而未得遂其進也

本義云此卦雖主於感然六爻皆宜靜而不宜動也寔通卦之鈐轄蒙引以為即虛以受人之理最宜玩、

象曰咸其拇志在外也

所謂咸其拇者言物之志欲外感乎四雖感之淺而未足以進已非虛以受人之道矣

六二咸其腓凶居吉

六二在初之上在人為當腓之處陰柔而不能固守是不能虛以待物躁安先動以感人為感以其腓之象腓之為物欲行則先自動者也感而如此則有自失之凶矣然二又有中正之德是氣質雖躁而心則知義順理者也能居其所而不安動則吉矣此爻有是病又有是德占者隨所處以為吉凶也

象曰雖凶居吉順不害也

六二雖凶而能居則吉者以六二之中正順德也

順則不安動以取害矣

九三咸其股執其隨往吝

九三有陽剛之才而為主于內宜自守以正者也乃以初二兩爻皆欲動之故三亦不能自守如股之隨足不能自主者然其所持循唯知隨人而動所謂同乎流俗合乎污世不克自樹者也如是而往則業隳而功隳名敗而節喪何吝如之

象曰咸其股亦不處也志在隨人所執下也

所謂咸其股者三因初二妄動乃亦不能自處故

象乎股也其志唯在隨從乎人不能自立所執如此亦甚卑下而可羞矣

九四貞吉悔亡憧憧往来朋從爾思

九四居股之上脢之下又當三陽之中心之象也心者咸之主其感物當正而固今九四乃以陽居陰為失其正而不能固周公為之戒曰人心之為感也若能於應事接物之間一視乎理之當然愛憎取舍一以至公而无私且確乎其如是而不可移正而固如此則雖不期于得人之從也而信從

者衆矣何吉之不獲而悔之不亡乎不然而憧憧然以往来方一心以為感也而又一心以求應一心以為應也而又一心以為感失其廓然大公之正而著意以感物所感者能幾何乎惟其朋比之人乃從爾之所思而已

象曰貞吉悔亡未感害也憧憧往来未光大也

所謂貞吉悔亡者凡人不正而感則有害既正而固矣是未嘗有不正之感以致害故吉而悔亡也若夫憧憧往来者既以私感物則不能及遠而于

道未爲光大也

未光大一作其心私小說

九五咸其脢无悔

九五在心之上口之下當脢之處脢在人身與心相背而不能感物者也公係之詞曰咸而以其脢是孤介絕物舉世莫與之人自感道言之固爲未善然終不至于招咎而取尤尚可以无悔也

象曰咸其脢志末也

萬物之理皆在吾性分之內今乃一无所感其志

如此亦未矣
上六咸其輔頰舌
上六陰柔不能感人以寔者也居説之終則務為媚説處咸之極則當口之處而兌又為口舌故為咸人而以其輔頰舌之象感人不以寔而但為利口以取悦此小人之恒態豈足以感人乎
象曰咸其輔頰舌滕口説也
所謂咸其輔頰舌謂其徒騰口説未嘗有感人之寔也

䷟ 巽下震上

恒亨无咎利貞利有攸往

此卦震剛在上巽柔在下為分之常震雷巽風二物相與為氣之常以巽而動為應事之常陰陽皆應為人情之常四者皆理之常故其卦為恒文王係之詞曰人而能恒則所行當得通達而无過失然其所為恒者必利於得經常不易之正道而守之乃可謂之恒然後設施之際无往不利而得亨无咎也

蒙引云恒亨无咎已是指貞者言但未說出貞
字下句方可尋出利有攸往即是亨无咎意
彖曰恒久也剛上而柔下雷風相與巽而動剛柔皆
應恒
彖之傳曰恒者常而不變久于其所之義也以卦
體言之震剛在上巽柔在下是尊者統于上卑者
卑于下各得其位分之常也以卦象言之震雷而
巽風夫雷動則風蔟二者相須交助其勢氣之常
也以卦德言之巽順震動為巽而動人之動作一

有不順則理勢俱礙本其巽順以為蔟用乃人事之常也又以卦之體言之在二體則震剛巽柔之相應在六爻則內外剛柔之相應是尊卑之際彼此相應相須情義交孚乃人情之常也四者皆理之常故卦名曰恒

恒亨无咎利貞久于其道也天地之道恒久而不已也

恒固能亨且无咎而又言利貞者何也蓋言恒不以正則久非其道利貞者久于其當然之道也天

地之道恒久而不已者亦惟理之當然者而已況在于人而不利于貞乎

利有攸往終則有始也

其言利有攸往者何也蓋言人能久于其道而有終自无往不宜而有始也有大涵養則有大設施守之也固則行之也力理固有不可誣者也

日月得天而能久照四時變化而能久成聖人久于其道而天下化成觀其所恒而天地萬物之情可見矣

試極言恒之道日月之附麗乎天也能久照矣是照臨其所恒也四時之寒暑推遷也能久成矣是成歲功其所恒也聖人本純一之心為悠遠之政而久于其道天下因而化之以成美俗矣是道者聖人之所恒也觀其所恒而知天地自有天地之所恒也萬物各有萬物之所恒也天地萬物之情不可見乎

朱子云有箇人在此决定是有箇羞惡辭讓惻隱是非之情蒙引云天地之道貞觀者也日月

之道貞明者也動者常動靜者常靜飛者常飛潛者常潛常常如此不如此者謂之變恒

愚按日月句不重得天重久照四時句不重變化重久成聖人句不重天下化成重久於其道以此段是言其所恒也講或云日月久照以得天也四時久成以變化也失之矣

象曰雷風恒君子以立不易方

雷風相與交助有常故其象爲恒君子體恒之義其立身也一于大中至正之道而不變易其方所

焉

初六浚恒貞凶无攸利

初與四為正應本理之常也在此爻則不能自初而言則居下而在初勢分闊而情意踈未可深有所求也自四而言四震體而陽性震善動而陽好上其情不下接也況又隔于二三其勢又有所阻是四應初之意異乎常而尤不可以常理求之矣惟明者乃能見幾而作今初六柔暗不能度勢又居巽下為巽之主其性務入故深以常理求之言

欲其聽施欲其報必竭其忠必盡其歡如此雖其所以求乎四者亦理之正必且起隙生怨而得凶无有所利也甚矣浚恒之不可也

象曰浚恒之凶始求深也

浚恒之得凶以其位在恒之始而求乎四者過深不能度勢以自全也

九二悔亡

九二以陽居陰是處非其位過非其時者本宜有悔也然在恒卦而居下體之中是能久于中道處

置得宜而守之无失則其悔可亡矣

象曰九二悔亡能久中也

九二宜有悔而悔亡者以其能久於中道故也

九三不恒其德或承之羞貞吝

以九居三位得其正本有德者也然過剛不中質近躁而養未純故志從乎上心慕富貴利達而不能久于其所初志雖可觀而晚節頓改則人皆賤之而奉之以羞恥之事矣其象如此占者若貞而不恒則必吝也

象曰不恒其德无所容也

人而不恒其德則无往而不得辱何所容于天地之間乎

九四田无禽

九四以陽居陰處非其位不當久者也不當久而久徒用力而无功故為田而无禽之象占者田則无獲而凡事亦不得所求也

象曰久非其位安得禽也

久而非其當處之位雖久无益安能得禽也乎

六五恒其德貞婦人吉夫子凶

六五以柔中應九二之剛中而在恒卦是常久其順從之德而不易者可謂正而固矣然此乃婦人之道也故婦人占之則為吉若丈夫則非所宜矣故夫子得此則為凶也

象曰婦人貞吉從一而終也夫子制義從婦凶也

婦人之貞如是則得吉者以婦人之道當順從一人以終其身者也若夫子立身行已則當以義自斷制若從乎婦人之道而以柔順為常必得凶矣

上六振恒凶

上六在全體則居恒之極在上卦則處震之終夫恒極則反而不恒震終則動而過動又陰柔之性不能固守居上非其所安故為速動其恒之象躁率失常所為必敗故其占為凶也

按諸說多作以振為恒愚意欲依浚恒之例浚恒者深求以常理也則振恒者亦當作變動其常道也未知是否

象曰振恒在上大无功也

居上之道必有恒德乃能有功若振恒而在上豈能有所成乎故大无功而得凶也

此本程傳與本義居上非其所安句義協故從之

䷠ 艮下乾上

遯亨小利貞

此卦二陰浸長陽當退避故為遯六月之卦也文王係之詞曰方一陰之生陰猶獨而未羣也及二陰浸長小人之交合矣雖九五當位而有應其勢

已危為君子者若能順時而遯則能自伸其志于隱約之中道雖不亨於天下而猶亨于一身也在小人則利于守正不可以浸長之故遂浸凌君子自古小人之害君子未有能獨免者也聖人蓋不獨為君子謀矣

彖曰遯亨遯而亨也剛當位而應與時行也

卦詞曰遯亨者謂身既遯而道乃得亨也其所以能遯以致亨者以九五之陽剛中正而下有六二之應小人之惡未形便自見幾遯去是能與時偕

行也此所以得亨也

小利貞浸而長也

卦詞又曰小利貞者何也以二陰浸長將恃勢以凌君子故告之正道以止之

遯之時義大矣哉

夫此陰方浸長之時勢必害正失此不去則悔將无及其處之之義不亦士君子立身之大節哉

象曰天下有山遯君子以遠小人不惡而嚴

天下有山天雖无意于絕山而山自不能及乎天

遯之象也君子體之以遠絕乎小人未嘗用勝氣
厲聲之惡也能使之自不得近殊為甚嚴蓋君子
平日自守之道非法不言非禮不動小人自有心
折神服而不敢近者亦如天之與山也

初六遯尾厲勿用有攸往

此爻居遯卦之下是遯而在後乃遯之尾也夫遯
貴及時今為遯之尾恐將有不及避之災亦甚危
矣占者但當晦處靜俟庶可免患慎勿有所往也

象曰遯尾之厲不往何災也

遯尾之厲惟不知早遯而尚往耳如不往則何災之有

六二執之用黃牛之革莫之勝說

六二以中順自守當遯之時而能收斂其德不自表著以期于必遯人莫能以利祿榮名移易其心是自固以黃牛之皮莫有能解脫之者也

象曰執用黃牛固志也

所謂執用黃牛者自固其必遯之志而人莫能移奪之也

九三係遯有疾厲畜臣妾吉

九三下比二陰當遯而有所係戀不果于遯有疾如此恐將及于禍亦甚危矣夫此係戀之情唯用之以畜臣妾則得吉耳豈可用之他事哉

象曰係遯之厲有疾憊也畜臣妾吉不可大事也

係遯之可危者以其有比暱之疾志氣困憊而不能自振也畜臣妾吉者言此係遯之情唯此爲宜不可施之于君子出處之大事也

九四好遯君子吉小人否

九四下與初六為正應是其所好愛者也然乾體剛健其象為有所好而能絕之以遯惟以理自克之君子乃能如此則身遯而道亨可得吉矣小人不能絕其所好則不應此占也

象曰君子好遯小人否也

惟君子雖有所好而能遯小人則不能也

九五嘉遯貞吉

九五陽剛中正德望隆盛之人也下應六二亦柔順而中正初无忮害之意九五見幾最早不待小

人有言便決于遯去全身全節不辱不殆遯之嘉美者也占者能得出處之正如是則吉矣

象曰嘉遯貞吉以正志也

所謂嘉遯貞吉者以能正其志則動必以正而不爲苟容也

上九肥遯无不利

上九陽剛則有果斷之明居卦外則陰禍未及其身下无係應則无所牽累能得意于遠去是遯之從容自得綽有餘裕者也占者如此何不利之有

蒙引云嘉遯如張子房肥遯如四皓一是嘗在位而遯一是逸民

象曰肥遯无不利无所疑也

所謂肥遯无不利言其處之甚裕坦然而无礙也

䷡乾下震上

大壯利貞

此卦四陽盛長陽德方壯故為大壯二月之卦也文王係詞以為時當大壯固君子有為之日茍恃其壯而妄為或失其正或正而不固則勢有餘而

理不足何利之有占者能正而固則其所為皆合乎道而進无不遂矣

彖曰大壯大者壯也剛以動故壯

傳曰卦之名為大壯者以卦體陽長過中是大者方壯也以卦德言乾剛而震動是扶能為之資而濟以必為之志則為必成而進必達此其所以為壯也

程傳云以乾之至剛而動故為大壯

大壯利貞大者正也正大而天地之情可見矣

卦辭云大壯利貞者言當大壯之時有陽德而大者必當以正也夫此正大之理即天地之情亦不外乎此觀其為覆為載為生為成總无纖毫私曲亦只是正大而已天地之情于此可見則大壯者豈不利在貞乎

象

象曰雷在天上大壯君子以非禮弗履

象傳曰雷作于天上其聲烈烈其威赫赫勢壯甚矣大壯之象也君子體之凡非禮之事不肯踐諸身是能自勝其人欲之私矣何壯如之

初九壯于趾征凶有孚

初九以陽剛之資而處下位則不安於下又當壯時其力足以進是在下而銳於進者也故爲壯於趾之象夫在下而銳於進則咈於理而忤於勢必遭裁抑而致困窮行而得凶有可信者矣

象曰壯於趾其孚窮也

在下而恃壯以進信乎其必窮也

九二貞吉

九二以陽居陰不得其正是其所爲不免於恃壯

矣然所處得中則其宅心平恕不肯為過甚之舉故猶可因以變其恃壯之為而不失其正故戒占者以因中求正則能遂其進而得吉也

此據本義之說程傳云二雖以陽剛當大壯之時然居柔而處中是剛柔得中不過於壯得貞正而吉也此說直以居柔處中為貞不作因說

及戒占者一層江元宿主用之

象曰九二貞吉以中也

九二之所以貞吉者以其處中故因以得正也

九三小人用壯君子用罔貞厲羝羊觸藩羸其角
九三過剛不中而當壯之時是在小人則用壯憑
恃血氣而不顧理之是非勢之可否在君子則用
罔蔑忽人世而不見有足以介意之事足以難我
之人占者如是雖正亦厲况不正乎所謂貞厲者
如何如羝羊之觸藩而羸困其角者然蓋小人以
壯敗君子以罔困也
羸只是摧困不能透過之意蔡氏以為拘纍纏
繞記之俟質

象曰小人用壯君子罔也

此一爻在小人則用壯在君子則用罔有不用壯者乎

九四貞吉悔亡藩決不羸壯于大輿之輹

大壯之道利在于貞今九四以陽居陰爲失其貞宜有悔者也然惟以陽居陰則不極其剛故雖不貞而有可轉而貞之理故戒占者曰若能正固而不恃壯以進則得遂其進而吉而失貞之悔可亡矣其吉而悔亡者如何藩決不羸而前无所阻壯

于大輿之輹而進無不利

藩决句是人不阻我壯于句是我自能進

象曰藩決不羸尚往也

九四之藩决不羸言其能轉而貞尚可前進而無

所阻抑也

六五喪羊于易无悔

卦體似兊有羊焉故皆能抵觸以進六五以柔居

中柔則弱懦而不敢進中則知安常分而不輕進

是忽然失其抵觸之壯矣故為喪羊于易之象夫

困敗之辱每由壯進而致初之征凶三之貞厲上之不能退不能遂是也今雖失其壯然亦可无悔矣

象曰喪羊于易位不當也

六五之喪羊于易以其柔而居中而莫能進于大壯之位爲不當也

上六羝羊觸藩不能退不能遂无攸利艱則吉

上六在全體爲壯之終在外卦爲動之極其志壯矣然質本陰柔其才弱矣志壯則好進喜事而不

能以義自安才弱則所為多阻而不克有濟如羝羊之觸藩既妨乎角而不能退又礙乎身而不能遂進退皆不可也所為如此何所利乎然猶幸其不剛也能知變計而艱難以處之待事機之可進而後進則得吉矣

象曰不能退不能遂不詳也艱則吉咎不長也

上六之不能退不能遂以其所以自處者不審慎而致詳也艱則吉者艱難以處則審慎而致詳矣故不能退遂之咎可以免而不至于長也

䷢ 坤下離上

晉康侯用錫馬蕃庶晝日三接

此卦之象為日出乎地之上此卦之德為順而麗乎大明之君又卦變自觀而來為六四之柔進而上行以至于五皆上進之義故名為晉晉者上進也文王以為日出地上是明盛之時順而麗乎大明是有致主之德柔進而上行是虛中納賢之君當是時有是德而遇是君其占為康國之侯用以得大君之寵錫馬衆多而晝日之間三次接見也

彖曰晉進也

卦名為晉上進之義也

明出地上順而麗乎大明柔進而上行是以康侯用錫馬蕃庶晝日三接也

卦詞云康侯用錫馬蕃庶晝日三接者以卦象為明出地上天下明盛之會也卦德為順而麗乎大明是臣有順德忠貞以効職也卦變為柔進而上行是君有柔德虛中而禮下也當明盛之時以忠貞効職之臣而遇虛中禮下之主故為康侯以功

見寵多受賞賚而顯被親禮也

象曰明出地上晉君子以自昭明德

明出地上照臨萬國物莫能蔽其象爲晉君子觀之而知吾德本明不可使之有時而昏也於是乎格物致知以斷其機誠意正心修身以致其寔使吾德之本明者煥然超出于物欲之表莫有能蔽之者亦如日之出乎地上也

初六晉如摧如貞吉罔孚裕无咎

初六以陰居下當方進之始其應又不中正故爲

進而見摧之象占者遇此亦唯以道自重而守其正則得吉蓋在下而始進未能遽信于上苟不見信亦唯雍容寬裕以處之無急于求上之信則无咎矣不然欲信之心非汲汲以求進則悻悻以傷義豈君子自守之正乎

象曰晉如摧如獨行正也裕无咎未受命也

當進而見摧之時但當獨行其自守之正而不為利達所移也裕无咎者以初未受官守之命故不見信而可以寬裕自處若有官守則非所宜矣

六二晉如愁如貞吉受茲介福於其王母

六二中正其德可進也而上無應援莫有汲引之者故欲進而愁占者遇此不可以無援而急於求進也但欽此德而靜以俟之此君子自守之正也則中正之德久而必彰自遂其進而吉爲六五柔中之主之所寵遇而受茲大福於其王母矣

象曰受茲介福以中正也

六二之受茲介福者以其有中正之德自當見用于世故始雖愁而久自彰也

六三衆允悔亡

六三不中不正其德不足有行宜有悔者以其志在上進而欲順乎上與下二陰之志同是以為衆所信而得其助則可以有行而悔可亡矣

象曰衆允之志上行也

衆所信乎三之志以其欲上行也蓋晉之時士君子皆欲進而有為而三之志與之同故皆信之也

九四晉如鼫鼠貞厲

九四不中不正而在上體是德虧行僻之人而進

據高位非其宜矣其患得患失貪而畏人之情狀有鼫鼠之象雖其位出於君之所與非不正也德之不稱終必失之故其占為雖貞亦危也

象曰鼫鼠貞厲位不當也

四之為鼫鼠貞厲以其不中不正而處高位為不當也

六五悔亾失得勿恤往吉无不利

六五以陰居陽宜有悔矣然居離體之中是以大明之德而在上也坤居其下是下皆順從也其明

德足以得民而多助之至如此何為不遂故其占為悔可亡也夫當晉之時人情易于計較得失占者苟能盡其在我而去其計功謀利之心於或得或失概勿之恤則往而得吉而无不利矣蓋德既足以得民而為人所順從自有不求而至者何必計利而後得利也

象曰失得勿恤往有慶也

以六五之德為下所順而又能盡其在我去其計較得失之心則可以成天下之大功往而有慶也

上九晉其角維用伐邑厲吉无咎貞吝

上九以極剛而處進極恃強好進之甚者也故爲晉其角之象占者若以此而任大役重則不可惟治其私邑則雖危而猶得吉尚无咎也夫以悻悻之剛而勝夫統治之小邑其視大有爲之略何如即其所據之理非不正也亦甚可鄙矣

象曰維用伐邑道未光也

上九剛進之極而維可用以伐私邑其視明德之盛足以安天下定四海者遠矣于道爲未得光大

也

䷣ 離下坤上

明夷利艱貞

為卦下離上坤明入地中明而見傷之象故為明夷文王以為人當晦者在上明而見傷之時自失其正不可也直遂其正亦不能唯利於艱難以守其正而已收歛其德使人不知其明而明者自在則為善處明夷之時也

象曰明入地中明夷

卦名爲明夷者以離火之明而入坤地之中明爲地掩故爲明夷

內文明而外柔順以蒙大難文王以之

以卦德而言離之文明而在內坤之柔順而在外是內有文明之德而外則能柔順以當大難而無患昔者文王當紂之時寔用此道矣

利艱貞晦其明也內難而能正其志箕子以之

卦辭所謂利艱貞者言當明夷之時宜自掩蔽其明德不使外見也於卦何取蓋以六五一爻近上

六之晦主是其難在內而不可避也五以柔中自守是能正其志而不失其明也昔箕子爲紂至親卒以全身而全德者用此道也

象曰明入地中明夷君子以蒞衆用晦而明

離在坤下是明入地中其象爲明夷君子觀此象以臨蒞衆人不察察以爲明也常自韜晦以含容之而寔則至明于人之賢奸事之當否无所不照焉此爲合于明夷之道矣

初九明夷于飛垂其翼君子于行三日不食有攸往

主人有言

初九明體而居明夷之初見傷之始也明而見傷則不得上進故為于飛垂其翼之象占者之君子當于行以避之雖困窮而至于三日不食亦可也然傷之之始事尚未顯唯知幾之君子能識之衆人因不識也故當其舍祿位而有所往則主人訝其去之蚤而有言君子豈以世俗之見怪而遂遲遲其行哉

此據程傳朱子本義作一串說若云于行則不

食有攸往則主人有言所以不合無適而可也

象曰君子于行義不食也

君子之於行義當去則去雖至於不食亦以爲義而安之不以爲意也

六二明夷夷于左股用拯馬壯吉

六二以至明而漸近暗體見傷必矣然較之三之正應四五之同體則爲尚遠故傷而未切有夷其左股之象人之用足任右不任左故傷左股爲未切之象也當此之時必須拯而免之其所以拯之

者又須馬壯速速拯之如所謂見幾而作不俟終日者乃可身名兩全而得吉也

象曰六二之吉順以則也

六二之所以得吉以其柔中得正有此順德故能審時觀勢當傷之未切而急救之得處明夷之法則也

九三明夷于南狩得其大首不可疾貞

九三以剛居剛是有剛正之德者又在明體之上是以天下之望而在具瞻之位者乃與上六暗主

為正應而屈於其下必遭疑忌而見傷豈特使三
之明德不得展且肆其昏德而播惡於下矣為九
三者若前進為民除害當元不克故為明夷於南
狩得其大首之象然放伐大事聖人不得已而用
之者也若上六之惡一日未稔則天命一日未去
臣節一日不可不守故又戒占者不可以急疾為
正而輕為之也

象

曰南狩之志乃大得也

以在下之明而去在上之暗必寔有為民除害之

志如狩之去害䓙者而不以天下為利乃可成大功而大有所得也

六四入于左腹獲明夷之心于出門庭

六四坤體坤為暗處故為入於左腹之象言人之居汙朝事暗君已在隱憂之處也所幸者以柔正居暗而尚淺柔正則其德足以去居暗尚淺則其地得以去故猶可得遂其遠害之心於出門庭而遠去也

象曰入于左腹獲心意也

既入於左腹矣猶能出門庭而遠去是得其免患之心意也

六五箕子之明夷利貞

六五以柔中之德居暗地近暗君有不可避之内難而能艱難以正其志箕子之明夷如是貞之至也占者遇之利於貞如箕子而已

象曰箕子之貞明不可息也

所謂箕子之貞者外雖晦其明其明之在中者固自在不可得而息也故謂之貞也

上六不明晦初登于天後入于地

上六以陰居坤之極是為極暗在諸爻之上是為暗主故其象為不能自明其德甘為欲蔽而至於晦初也登于天據高位以傷人之明後也入于地自傷而墜厥命觀於象而知帝命之靡常主德之宜慎矣、

象曰初登于天照四國也後入于地失則也

初登於天者言其位之洸眄不統足以照臨四國也後入於地者惟其德之至暗失為君之法則也

䷤ 離下巽上

家人利女貞

此卦九五六二各得其正是一家之人內外皆正家道於此而成故為家人文王係詞以為一家之人固欲其无不正而最難正者莫如婦人故正家者利在先治其內謹閫內之教而使女得其貞則內正而外無不正矣

象曰家人女正位乎內男正位乎外男女正天地之大義也

家人一卦其詞曰利女貞者蓋以六二柔順中正而在内卦是女得女之正而正位乎内九五陽剛中正而在外卦是男得男之正而正位乎外男女各得其正豈細故哉乃天地陽健陰順之大義也此卦詞之所以欲先治乎内而利女貞也

家人有嚴君焉父母之謂也

自二五兩爻觀之二以柔順中正而為主於内有母之象五以陽剛中正而為主於外有父之象乃知一家之中欲其皆正必有嚴君以主持整飭之

焉所謂嚴君者父母之謂也父母以各正者端範於上則無不正而家道成矣父父子子兄兄弟弟夫夫婦婦而家道正正家而天下定矣

自諸爻推之上為父初為子是父得父之道子得子之道也五為兄而三為弟是兄得兄之道弟得弟之道也五與四為夫婦三與二為夫婦夫得夫之道婦得婦之道也一家之中内外尊卑各得其道而家道已正天下者家之推也既已正家則風

化有原而天下可自此而定矣若非先正乎内何以使各正如此哉此卦詞之所以云利女貞也

象曰風自火出家人君子以言有物而行有恒

上巽下離是風自火而出如風化自家而出故爲家人之象君子恩所以正其家則不徒求之家也而先修其身一言也必有其物而非虚誕无稽之言一行也必有其恒而非游移不常之行如是則身修矣身修則家齊而風化之本端矣

初九閑有家悔亡

初九以陽剛當有家之始初之時當閑九之剛又能閑為閑有家之象蓋乘衆志之未流而立為法制明長幼之節立男女之坊篤其恩義使不相褻正其倫理使不相陵閑之如是則无嘻嘻之失而亦不至有嗃嗃之傷而悔可亡矣不然至其既變而後制之悔何可免

象曰閑有家志未變也

初九之閑有家以此時家人之志猶未變當及是時而閑之也

六二无攸遂在中饋貞吉

六二柔順中正女之正位乎內者也凡事皆禀承於夫子無所自遂惟在中主飲食饋餉而已是女子之正也自能宜室家成風化而得吉矣

象曰六二之吉順以巽也

六二之得吉以其有柔順之德以巽從乎夫子也

九三家人嗃嗃悔厲吉婦子嘻嘻終吝

九三以剛居剛雖正而不中治家而過於剛者也故有家人嗃嗃不堪其嚴之象治家而過剛如此

少傷其恩矣故必有悔而厲然而家道齊肅人心祇畏猶爲家之吉也若一於寬而恩勝義致使婦子嘻嘻然笑樂之无節雖一時歡洽而家道必敗終不免有羞吝之事矣治家者與其縱而廢禮寧嚴而使之知畏也

蒙引云嗃嗃非九三嗃嗃家人嗃嗃也程傳云與嗷嗷相類又云卦无嘻嘻之象蓋對嗃嗃言

象曰家人嗃嗃未失也婦子嘻嘻失家節也

九三過剛以致家人嗃嗃雖少傷恩然於治家之

道尚未為失也若婦子嘻嘻則失治家之節制而家必亂矣

六四富家大吉

六四以陰居陰而在上位以陰居陰是順乎正道有能致富之資而在上位是利權在我又挾能致富之勢自能開財源節財流而富其家大吉之占也

象曰富家大吉順在位也

六四之富家大吉以其有順德而又在上位也

九五王假有家勿恤吉

九五陽剛中正下應六二之柔順中正是在已既有刑家之德而又得内助之賢以德配德者也王者以是道而至于其家則正家而天下可定不用憂恤而吉可必矣

象曰王假有家交相愛也

至于其家猶言施之于其家也

王假有家者五愛二之柔順中正足以内助二愛五之陽剛中正足以刑家一德相孚是以吉也

上九有孚威如終吉

上九陽剛能治家者也居上則為家之主卦終則有家也久故言正家久遠之道能有孚以篤其恩義又能威如以正其倫理則既无嗃嗃之悔又无嘻嘻之吝終吉而无凶者也

象曰威如之吉反身之謂也

爻詞所謂威如之吉非作威以加諸人也乃反身自治使一言一行皆出于正人自畏服之謂也

䷥ 兌下離上

睽小事吉

睽之為卦上火下澤性相違異物之睽也中女少女志不同婦人之睽也故其卦為睽文王係詞以為人情乖異不可有為之時也然以卦德言之則内悅而外明以卦變言之則柔進而上行以卦體言之則六五得中而應乎剛有是三者之善故其占雖不可大事而小事之无甚賴于衆力協同者猶可有為而得吉也

彖曰睽火動而上澤動而下二女同居其志不同行

彖傳曰卦之名爲睽者蓋以卦象取之自物取象則火動而上澤動而下物性之睽者也自人取象則中少二女同居而志不同行人心之睽者也故謂之睽

說而麗乎明柔進而上行得中而應乎剛是以小事吉

睽則不可有爲矣而卦詞猶曰小事吉者何也以卦德而言則和悅之德與文明之德相麗而並著是存心和平而又達于事理可小事之本也以卦

變而言則自離而來自中孚而來自家人而來皆柔進而上行是柔而得進可小事之機也自卦體而言則六五之柔得中而下應九二之剛是在我有柔中之德而所應又得其人可小事之執也有是三者是以雖不可大事而小事猶可得吉也

天地睽而其事同也男女睽而其志通也萬物睽而其事類也睽之時用大矣哉

人知睽之為睽而不知睽之適所以為合試即睽之理而極言之天位乎上地位乎下睽矣而化育

之事則同也男位乎外女位乎內睽矣而倡隨之志則通也此爲此之物彼爲彼之物睽矣而應求之事則類也靜而別則睽動而交則合此理之自然也睽也者各正以立本合同而成化睽之時用不其大矣哉

象曰上火下澤睽君子以同而異

卦象上火下澤二卦合體而性不同是于同中有異也故爲睽君子以之處世未嘗不同也而能持其理之至正介然不苟則同而寔異矣不肯絕物

亦不肯徇物君子其善體睽哉

初九悔亡喪馬勿逐自復見惡人无咎

當睽之時以有合為善初九上无正應有悔者也然九四雖非其正應而寔與之同德同德相應戮力共濟其悔可亡矣初以無正應而失所以行繼以同德相應而可以有行為喪馬勿逐自復之象當睽之時又不特同德者當與之黨也即非同德而為惡人亦不宜拒絕之當其相遇亦與之接見乃可以无咎

象曰見惡人以辟咎也
初九之見惡人非本心欲見之也聊以辟咎而已
九二遇主于巷无咎
二五陰陽正應宜相遇者也當睽之時則不相遇而相戾矣然以其本正應也即爲君者或失於下接而爲臣者終不可以自外必盡其匡救感以至誠委曲相通而得遇如遇之于巷者然則睽者合而无咎矣
象曰遇主于巷未失道也

求之太殷事之太勤疑於爲邪然本其正應所謂君臣之義不可廢者即委曲相遇未爲失道也

六三見輿曳其牛掣其人天且劓无初有終

六三上九正應而三居二陽之間二陽皆欲與之合故見其輿後爲人所曳其牛前爲人所掣而爲上九者遂疑其爲二陽所汚也猜狠方深而欲絕之故其人有去髮劓鼻之傷焉有正應而不得合是无初也然邪不勝正安求者必无所得無其事而見疑者其疑必釋故終合于正應而有終也

象曰見輿曳位不當也无初有終遇剛也

六三之象為見輿曳者以其位居二陽之間不得其宜也无初有終者邪不勝正二四之求自去而得合于上九之剛也

九四睽孤遇元夫交孚厲无咎

九四陽而无陰為之應睽而孤立者也然初寔同德是遇元善之夫而與之交相孚信則睽者合而共濟有人矣當睽之時難合而易離必常存敬慎而危厲以處之乃可保交孚之美而无咎也

象曰交孚无咎志行也
九四之交孚无咎者言既有同德者與之相信則可以有爲而其志得行也
六五悔亡厥宗噬膚往何咎
六五以陰居陽則才不足以濟有悔者也然雖有是悔而終得亡之何也蓋六五有柔中之德而下有九二之應時之方睽既有彼此相求之勢而五之柔中又有虛己下賢之誠其於二也若噬膚之易合矣如是而往同心共濟何功不成尚何咎之

有此所以悔亡也
象曰厥宗噬膚往有慶也
五之合其宗黨如噬膚之易是睽者不睽則往必
有功而得福慶矣
上九睽孤見豕負塗載鬼一車先張之弧後說之弧
匪寇婚媾往遇雨則吉
上九與六三為正應三為二陽所制而已以剛處
明極睽極之地又自猜狠而乖離睽而孤立者也
其疑六三也以為必受污于二陽見其若豕之負

塗且以无為有如見載鬼之盈車于是遂欲決去之而不與偶先固張之弧以待之矣然本无是事者其事必向空有是疑者其疑必釋後則說之弧矣蓋知其非寇而定婚媾也由是而往至于和暢之極而遇雨則睽者合而孤者不孤矣豈非吉乎

象曰遇雨之吉羣疑亡也

遇雨之吉言平日之多疑至此亡去故睽者合而吉也

䷦ 艮下坎上

蹇利西南不利東北利見大人貞吉
此卦下艮上坎見險而止故為蹇蹇者足不能進
行之留難而不前也文王係詞以為蹇之為卦固
見險而止然不可終於止也必當有以處之其處
之之道則宜向平易而不宜向險阻又卦變自小
過來陽進居五而得中是向西南而得所安之象
若退而入艮則限於陽而不能進是不宜走險之
象故其占利西南之平易而不利東北之險阻也
當蹇之時必得大人以為依乃可以濟難又必守

正而不為僥倖之事乃可得吉而卦之九五陽剛中正有大人之象自二爻以上皆得其正又貞之義故其占利于見大人依之以濟蹇所以濟蹇之事必守正而不妄為乃吉也

象

彖曰蹇難也險在前也見險而能止知矣哉

彖傳曰蹇之為義難而不進也此卦之所以為蹇者以坎德為險而坎居上是險在前也艮德為止而艮居下是見險在前能自止而不進也夫見險知止非有定見者不能誠知矣哉

蹇利西南往得中也不利東北其道窮也利見大人往有功也當位貞吉以正邦也蹇之時用大矣哉

卦詞所謂蹇利西南者以卦變自小過來九進居五而得中是陽入坤順平易之地而得所安故曰利西南也所謂不利東北者以卦變自小過來若下入於艮則阻于陽而不能進其道窮而不通故曰不利東北也所謂利見大人者以卦體九五剛健中正大人也往而依之則蹇可濟而有功也且卦體自二以上皆得正位有貞之義故曰貞吉能

貞吉則不特可以濟蹇即以之正邦可也夫當蹇之時必往西南貴乎審勢也必見大人貴得所依也又必得正守道不二也如是而後得處蹇之道而蹇乃可濟蹇之時用不其大矣哉

卦變自小過来陽進則往居五而得中是本卦所具之象未嘗有退入于艮之事也特設言之耳凡卦變自某爻入某爻皆指一爻彼卦在彼處此卦在此處也今小過與蹇下體皆艮豈有可自彼入此之理故設言之以入艮為冒險之

跻以无可安頓處爲道窮之喻説家每略而不言竊爲此説未知是否

象曰山上有水蹇君子以反身脩德

山本峻阻上復有水人所難進蹇之象也君子觀此象知行有不得是吾身之蹇也惟反求諸身自脩其德則在邦必達在家必達而蹇可濟矣

初六往蹇來譽

初六陰柔在下而當蹇時无濟蹇之才亦无濟蹇之位犯難而往適以得蹇能退處而不往則有見

幾識時之譽矣

象曰往蹇来譽宜待也

所謂往蹇来譽者非謂其終於不往也宜待時而動耳

六二王臣蹇蹇匪躬之故

六二柔順中正精忠盡節之臣也正應在上而在險中大君在難也以是臣遇是事不避萬死一生之難以求濟之是王臣之蹇而又蹇者也其蹇而又蹇九以濟君之難而已初非以其身之故也臣

節至此良可嘉矣
象曰王臣蹇蹇終无尤也
王臣之蹇而又蹇其成敗利鈍未可逆料縱使不濟亦終无可尤也
九三往蹇来反
九三有陽剛之才而不當事任切近坎險又大難方殷之時若欲往而有為則必遇蹇難退而反就二陰乃得其所安矣
象曰往蹇来反內喜之也

三之宜反就二陰者蓋以下二陰愛慕九三之才德而樂與之相依此三所以宜反就之也

六四往蹇來連

六四居大臣之位而陰柔才弱欲獨往濟險必至于蹇矣然柔順得正能退而連九三剛正有為之人與之合力則險庶可濟也

象曰往蹇來連當位寔也

六四之往蹇而必來連者以九三當位而寔也當位而寔才德具備故宜與之連以濟國家之蹇也

九五大蹇朋来

九五君位而在險中其蹇乃國家安危宗社存亡所係天下之大蹇也然以其居尊位而有剛健中正之德足以致天下之賢俊必有同心同德之朋来助之者將見智者効謀勇者効力而蹇之濟不難矣

象曰大蹇朋来以中節也

九五之大蹇而得朋来者以其有中正之節著于天下足以感激賢才之心而使之来助也

上六往蹇来碩吉利見大人

上六才弱而當蹇極若欲自往益以蹇耳惟来就九五附陽剛中正之主而與之濟蹇則險可出而有碩大之功吉可知矣占者值之利於見有德有位之大人從之以出險而圖功也

象曰往蹇来碩志在内也利見大人以從貴也

上六之往蹇来碩者以其志在乎九五而欲與之同心共濟也云利見大人者言大人有德有位所謂貴也人之欲出蹇圖功者宜從乎貴以有為也

䷧ 坎下震上

解利西南无所往其来復吉有攸往夙吉

此卦下坎上震卦德居險能動動而出乎險之外是禍難已散故名為解文王以為難之既解乃否極泰来之初利於平易安静不欲久為煩擾且卦變自升来三往居四入於坤體二居其所而又得中皆平易安静不欲久為煩擾之義故占者利於西南以平易之道培生理於凋瘵之餘保元氣於方復之日使其時无所往也則宜来復其所而安

靜以休養之必享無事之福而得吉即其時尚當有所往也亦宜早往早復不致久擾以滋多事亦必成安寧之功而得吉矣此善處解之道也

彖曰解險以動動而免乎險解

卦名為解者以卦德言之是當險之時能動而有為既動而有為遂能易危為安而免乎險故名為解

解利西南往得衆也其来復吉乃得中也有攸往夙吉往有功也

卦詞云能利西南者以卦變自升來三往居四而入坤體坤德平易而卦畫又為得衆是往以平易之道與民休息而得衆心也云其來復吉者以卦變九二居其所而又得中故能合處解之道來復以得吉也云有攸往夙吉者以九二得中則審于時宜能發往發復以成處解之功也

天地解而雷雨作雷雨作而百果草木皆甲坼解之時大矣哉

自解之道而極言之不特在人事有解也天地之

氣欝閉既久則必裴散是天地解也于是奮裴和暢而雷雨作焉雷以動之雨以潤之然後百果草木皆從而甲而生意以萌從而坼而生意畢暢矣天地之所以成化功者亦不外此解之時不其大矣哉

象曰雷雨作解君子以赦過宥罪

雷雨交作是天地所以解萬物之屯者故為解君子體此義於人无心失理之過則赦之而不問于人有心為惡之罪亦宥之而從輕亦所以解萬民

之難也

初六无咎

難既解矣初六以柔在下而上應乎剛是自處得剛柔之宜也難既解而自處得宜何咎之有

象曰剛柔之際義无咎也

初與四應剛柔相際而不偏既不至有多事之擾亦未嘗有廢事之害難既解而處之如此於義爲无咎也

程傳主自處得宜說於象傳義字較切今從之

九二田獲三狐得黄矢貞吉

夫解難之功每成于君子而敗于小人九二上應六五是以剛中之德而操舉措之權者卦中六五為君位餘三陰則小人也九二能除去之因以得中行直道之君子有田獲三狐得黄矢之象此臣道之正也占者若能守此正道以去邪任賢則朝廷清而天下定矣何吉如之

象曰九二貞吉得中道也

九二之所為貞吉以其得剛中之德好惡不偏故

舉措自當是之謂貞是故得吉也

六三負且乘致寇至貞吝

六三不中不正而居下之上是無才德而竊據高位者當草昧之時位浮于德者固多至于難既解而公道昭則據非其分之人固黜辱所必及者也故爲其人本宜負物而乃乘車遂致寇奪者至之象方其得此非分也即不出于營求攘奪而近于正然非其德之所堪亦可羞吝矣

象曰負且乘亦可醜也自我致戎又誰咎也

負而且乘彼固自以為榮自識者觀之亦甚可醜
也其得而必失也乃德不稱位而自致此害將又
誰咎乎

九

九四解而拇朋至斯孚

九四與初六皆不當位而相應應之不以正者當
解去者也四陽初陰其類不同四亦庶幾能解之
者四若能解去其在下相屬之陰如解爾之拇指
然不同類者既去則同類之朋自至而與之相信
矣苟不能決去不正之應知幾之君子方將望而

避之欲其至而一心相信得乎

象曰解而拇未當位也

九四之必欲其解而拇者以其不當位而相應乃不正之私交不可不解去也

六五君子維有解吉有孚于小人

六五當君位與三陰同類則未免與小人共事人君而與小人共事其害可勝言哉故教占者曰君子必有以解去小人乃得吉也五既陰類與小人易相比溺安能必其果有解也此惟信之於小人

之退耳蓋君子有解則小人必退茍其未退則是
君子尚未有解也
象曰君子有解小人退也
君子而有解則小人必退矣小人不難去患君子
之未能解耳
上六公用射隼于高墉之上獲之无不利
上六以陰居卦之上小人而據高位以禍天下隼
之在高墉之上者也占者能解而去之有射隼獲
之之象夫權奸既去則善類獲安朝廷清明元元

有慶无所不利矣
蒙引云六五言人君之解小人也上六言大臣
之解小人也
象曰公用射隼以解悖也
所謂公用射隼者以小人亂國蠹民悖逆已甚必
當解而去之也

䷨ 兌下艮上

損有孚元吉无咎可貞利有攸往曷之用二簋可用
享

此卦卦體損下卦之陽以益上卦之陰卦象損兌澤之深以益艮山之高損下益上剝民奉君之象剝民奉君民固損矣民貧則君不能獨富君與民俱損也故卦名為損文王係詞以為損之為卦乃於常賦之外而別有所取本拂乎人情之事固難得吉而无咎不可以貞而利往也誠能損所當損必萬不已而後為之是損之不妄而有孚信者則民皆諒其心之不得已故其占國事可濟而得元吉怨讟不興而得无咎雖出一時權宜而萬世救

時之法不能外乎此是可貞也惟而行之无所阻抑且利有攸往也既損乎下而取之矣其用之之法何如乎必當凡事節約而後可即祭祀之大事二簋之薄可用以享焉他可知矣不能取之于下本出於不得已而用之者則得已而不已豈不公私俱困乎

象曰損損下益上其道上行

卦之名為損者以其卦體下卦本乾上卦本坤損下卦之陽以益上卦之陰其為道有自下而上行

以益君之象國事之損者也故謂之損時說多云損下以益上民固損也其損之道寔上行而君亦損故謂之損其說亦巧細詳語意殊不如是民損君亦損意尚在其道上行之後故斷從程傳若作文則任便可

損而有孚元吉无咎可貞利有攸往曷之用二簋可用享二簋應有時損剛益柔有時損益盈虛與時偕行

損非人君之美德而有吉占何也損雖不美而能

有孚是不安損也則人皆諒其心之不得已故元吉无咎可貞利有攸往也其曰曷之用二簋可用享不幾於尚儉而失之固乎夫二簋之用應有其時惟損之時而然非可以爲常法也試以卦畫言之固損下卦之剛益上卦之柔矣豈九爲剛者皆在所必損九爲柔者皆在所必益乎損剛益柔以自有其時耳極之萬物之理其損也益也益之極其盈也損之極其虛也孰非與時偕行者乎然則二簋之用亦時焉而已矣

象曰山下有澤損君子以懲忿窒慾
象傳以爲山下有澤下深而上益高損下益上之
象故爲損君子體損之義知吾身之當損者莫如
忿與慾故于忿則懲之戒其過而使之中節于慾
則窒之防於微而使之不流二者既損而身无不
修矣

初

初九已事遄往无咎酌損之
初九當損下益上之時以陽剛而應六四之陰能
益乎上者輟所爲之事而速往以益之急公而忌

私於義爲无咎矣然居下而益上分有所限而情易以踈必當酌量其交之淺深而自損以益之乃可耳既欲其有忌私之忠又欲其知納忠之節也

象曰已事遄往尚合志也

初之已事遄往者以六四求益之志與之相合故速往以益之也使其志方他屬而不與合雖欲往益而无從矣此又益上者所當酌也

象傳尚合志雖止承已事遄往其寔並酌損義俱明出聖人化工之筆真不可及

九二利貞征凶弗損益之

九二剛中志在守正不肯妄進故占者利於守道義之正若其不貞而妄有所征則降志辱身其凶必矣夫立身剛直不肯妄進之臣不過自守而無所損耳然能上起君心之敬憚下為有位之儀型振風俗之頽懦折奸雄之逆萌其益人國家為何如乎

象曰九二利貞中以為志也

九二之利貞言其守剛中之道以為志不肯變其

操而安進也

六三三人行則損一人一人行則得其友

六三一爻正卦之所以為損者下卦本乾損上爻以益坤是三人行而損一人之象人之相與雜則不專故貴於有所損也一陽上而一陰下是一人行而得其友之象人之相求專則无間故能得友也此爻所言致一之道也

說家多以一人行為一人損去與本義不合

象曰一人行三則疑也

一人行則當得友若三則雜而疑其所與矣故當損去也

一人三人非以人數言只同道不同道之喻

六四損其疾使遄有喜无咎

六四陰柔不立是其疾也乃以初九之陽剛益巳而損其疾所謂以友輔仁從善克巳之道也然改過貴勇遷善貴速誠能急於損疾使初遄來相益則雖柔必強而有喜占者如是亦无咎矣不然徐徐而圖之可能有瘳乎

象曰損其疾亦可喜也
无疾人之大慶有疾而能因人以損之復于无疾
則亦可喜也

六五或益之十朋之龜弗克違元吉
六五柔順虛中以居尊位而當損之時是人君能
虛已以受天下之益者也則天下誰不損已自盡
以來益之故賢者各効其德出于心之誠然如或
益我以十朋之龜而不能辭者賢才輔則天下治
大善而吉之道也

並本程傳較任士作貢之説為優終不及本義渾妙但難敷衍耳據漢書食貨志有大龜公龜侯龜子龜四等皆以兩為朋又皆以十朋為數而差等其直是數龜者以十朋為數之盛也故云十朋之龜大寶也

象曰六五元吉自上祐也

六五之得元吉寔本其柔順虛中之德為天所祐故受天下之益而不能辭也

上九弗損益之无咎貞吉利有攸往得臣无家

上九當損下益上之時居卦之上受益之極而欲自損以益人惟以天下之利而惠天下之民當无不被其澤者不必有所損乎已也而所益已大矣為人上而能如是可無負於代天子民之責而无咎也然其所以益民者又必出於愛民之誠而无功利之私以純王之心行純王之政貞之至也所行皆得而吉澤可遠施而利有攸往矣益下之道如此則人心咸悦而得人之臣服无遠近内外之限矣

象曰弗損益之大得志也
為人上者能无所損而有益于下是其道大行天
下皆被其澤濟人利物之志至是乃大得也

䷩ 震下巽上

益利有攸往利涉大川
此卦之體損上卦初畫之陽益下卦初畫之陰自
上卦而下於下卦之下有人君自損以益民之象
民富則君不獨貧君民皆益之道也故其卦為益
文王係詞以為益之為卦固恩澤下究之時卦之

九五中正六二亦以中正應之君臣一德益民有道將行無不得矣故其占為利有攸往又巽震二體皆木為舟楫之象濟險有具者也故即以涉大川其占亦无不利

象

曰益損上益下民説无疆自上下下其道大光卦之名為益者以卦體損上卦之陽益下卦之陰是損君之有餘以益民之不足民自感恵而説無疆矣夫此所以益下者寔自上卦而下於下卦之下德意出自朝廷而徧于窮簷天下之民無不被

澤豈小惠私恩之可比其道不大光乎上不自益
而自有其益此卦之所以名益也
利有攸往中正有慶利涉大川木道乃行
卦詞云利有攸往者以卦之九五六二皆得中正
其所以益民者无非良法美意而有民說道光之
慶也又云利涉大川者以巽震二體皆木舟楫之
象涉險之具也有是具而當益時其道乃行而利
涉也
益動而巽日進无疆天施地生其益无方凡益之道

與時偕行

進而言之夫益之為卦其德為動而巽既有有為之才而又有漸入之功其德業日進于無疆而莫之能限矣此人事之益也卦體上卦本乾其陽畫自上而下天之施也下卦本坤其陰畫自下而上地之生也天施其氣地生其形舉萬物而並育之其益周溥而無方所矣此造化之益也凡此皆時之所為也即極之一切人事物理凡其出退而進自虛而盈其道亦皆本乎理勢之自然無不與時

偕行者時未至不能先時既至不能後也

象曰風雷益君子以見善則遷有過則改

風之與雷其勢相益君子觀此象而求益於己之事見有善也則遷而從之偶有過也則懲而改之能遷善則過益寡能改過則善益純二者之相益亦猶風之與雷也

初九利用為大作元吉无咎

初

初九震動之主才足益下雖居下位當益下之時而有六四之應受上之益者也不可徒然無所報

効利於大作益天下之事其大作也又必大善而吉乃无過咎若未能大善而吉則猶有負于上未免有咎也

象曰元吉无咎下不厚事也

初九之必元吉乃无咎者以九在下者本不當任重大之事今初九以受上之益不得已而任其厚事已非在下之分矣苟不大善而吉何以塞責而免咎乎

象曰下不厚事爻曰利用為大作二義相左而

寔相成不厚事者在下者之定律也利大作者在下而受上益者以義起之變例也必元吉乃无咎在下而受上益大非易事若無初九震動之才何以處此惟有避寵辭禄一著耳

六二或益之十朋之龜弗克違永貞吉王用享于帝吉

六二當益下之時而處中處下是以順不失以事其上者自受上寵錫雖欲辭之而不得故爲或益之以十朋之龜弗克違之象然爻位皆陰陰柔者

每不能固守故以永貞為戒能固守其虛中處下之德而不移則保有其益而得吉然是虛中處下之德又不特人臣以之受益于上也王者以是而享帝則誠能格天亦必得吉而受益于天矣

象曰或益之自外來也

六二受益于上而曰或益之者言六二之虛中處下本以自盡非有求益之心而益自至見其自外而来故或之也

六三益之用凶事无咎有孚中行告公用圭

六三陰柔不中不正不當得益者也然當益下之時槪當得益居下之上其地又危故爲益之以凶事之象所益雖凶事警戒震動寔亦益之占者倘因其艱阻而補過遷善則可以无咎矣然其所以无咎之道必其制行者以寔心而合乎中以此自靖自獻出副君責望之心如告公用圭然則陰柔不中正之失可改而咎真可无受益何大乎

象曰益用凶事固有之也

益人而用凶事者以秉彝之善人所自有溺於安

樂則不免因物而遷今益以凶事所以使之警戒震動庶其所自有者爲其所固有也

六四中行告公從利用爲依遷國

六四居大臣之位有益下之責而不得中故因占設戒云爲六四者若其所爲以益下爲心而合于中行則以之告于公而必見從雖主張遷國之大事以益民亦无不利也

象曰告公從以益志也

六四之告公而見從以其有益下之志故爲上所

信而從之也

九五有孚惠心勿問元吉有孚惠我德

九五有陽剛中正之德當益之時而居尊位是上有真寔愛下之心也勿問而知其大善而吉矣蓋上既有真寔愛下之心則下之被其愛者亦皆真寔以愛上之德矣上感而下自應故其元吉可不問而知也

惠是愛不作恩澤說若作恩澤說則惠我德句說不去矣德字方是恩澤[illegible]之自上則為心被

之于下則為德也蒙引云勿問元吉是占有孚

惠我德是申其所以勿問元吉

象曰有孚惠心勿問之矣惠我德大得志也

君能有孚惠心則元吉可勿問而知矣以下感其

惠而惠我之德君之志于是大得也

上九莫益之或擊之立心勿恒凶

上九以陽剛居益之極陽性務進又居益極求益

不已貪而无厭莫有益之者且有擊之者矣占者

若立心不恒而專利如此則必有或擊之凶也

立心勿恒句朱子小註云此處可疑且闕之時說云益下者上人之恒今乃專利是不恒也

象曰莫益之偏辭也或擊之自外來也

文辭云莫益之者猶自其求益之一偏而立辭也未及究言其弊也究而言之則所謂或擊之者言人求益不已擊之者不期其來而自來豈但莫益而已本求利而反得害甚矣專利之不可也

清泰山磁版印本周易説略

第四册

清　張爾岐撰

清康熙五十八年泰山徐志定真合齋磁版印本

山東人民出版社·濟南

周易說略卷之七

繫辭上傳

繫辭本謂卦爻下之辭、此則其傳也、後人多誤指此為繫辭、亦猶之誤以象傳為象辭、象傳為大象小象也、朱子本義已正其失、而人讀之不詳、故為拈出、

天尊地卑、乾坤定矣、卑高以陳、貴賤位矣、動靜有常、剛柔斷矣、方以類聚、物以羣分、吉凶生矣、在天成象、在地成形、變化見矣、

此章夫子以造化之實明作經之理。又言乾坤之理分見于天地。而人繇體之也。首節是從有易之後。追論未有易之前。以見畫前之有易也。夫易有乾坤有貴賤、有剛柔、有吉凶、有變化、此等名物。皆非聖人有意為之也。不過據六合中所有者模寫出耳。觀夫天以至健而尊、地以至順而卑、易之所謂乾坤者、先定乎此矣、天地人物之屬、有卑者、有高者、布列兩間、易中卦爻之次、所謂上貴下賤者、先位乎此矣、陽動陰靜、凡物之稟性于陽者、其動有常稟性於陰者其靜有常其動者決由於所性之剛其靜者決由於所性之柔易之所謂剛柔已先分判於此矣事情所向爲方或向於善或向於惡向於善則善事連彙而至向於惡則惡事連彙而至是方以類聚也人有邪正物有美惡邪正不同道美惡不共器是物以羣分也其聚而分者爲善則吉爲惡則凶易之所謂吉凶已先于此而生矣觀日月星辰之屬成象于天其升沉盈縮无停機也山川動植之屬成形于地其成虧榮枯无滯

跡也其象與形之消即陰之所以變其象與形之息即陽之所以化易之所謂著策之數或自陰變而為陽或自陽化而為陰者已先于此而見矣易書未作之先天地原有自然之易如此

是故剛柔相摩八卦相盪

此節言聖人作易之事聖人見天地間觸處皆易要之不過陰陽消息兩端而已於是設一畫連亘而寔者為剛設一畫中斷而虛者曰柔以剛柔二畫交相摩戛而成四象四象又交相摩戛而成八

卦八卦既成於是每卦與其餘七卦交相推盪則
一卦之上各生八卦而為六十四卦而易卦之變
化備矣

鼓之以雷霆潤之以風雨日月運行一寒一暑

此下二節言易之既作造化在易承上文言易書
既備九天地開之變化何者不見于其中乎以變
化成象者言之鼓之雷霆而振作萬物潤之風雨
而齊澤羣生日月運行而代明一寒一暑而成歲
皆見於易之中也

乾道成男坤道成女

以變化之成形者言之體寔而性健者乾道也凡人物之生其得乾之道而成者則爲男體虛而性順者坤道也其得坤之道而成者則爲女絪緼變化萬類紛紜皆見於易之中也

乾知大始坤作成物

此下二節承上文言成男成女遂極言乾坤之理以明其爲人之所當兼備也若云乾坤之成男成女既備於易其所以化生萬物之妙又有可言者

夫乾知大始也凡物之生其胚胎朕兆皆乾主之氣以始萬物之形理以始萬物之性不但成男而已也坤則受乾之所始者為之醞釀成就氣以成萬物之形理以成萬物之性亦不但成女而已也

乾以易知坤以簡成

夫乾盡萬物皆其所始若甚難矣然乾健而動氣機一發萬物俱生何嘗有心于生物其知始也以易而知也坤盡萬物而皆成若甚繁矣然坤順而靜不過因乾之氣而翕受蓀合之未嘗有增益區

盡于其間其作成物也以簡而能也易則易知簡則易從易知則有親易從則有功有親則可久有功則可大可久則賢人之德可大則賢人之業

此言人之兼體乾坤者勉强而能則爲賢人乾坤之理如此豈非人所當兼體者乎人之所爲若能體乾之易存乎中者一主乎理而无艱險之私則心事明白洞達无纖芥可疑豈不易知若體坤之簡見于事者一循乎理而无紛擾之累則作事平

坦直截人人可以遵守豈不易從人既易知則人皆相信而與之同心者多而相親附人既易從則人樂為用而與之共力者衆而功可立人既來相親則吾之一心愈自信不惑常常存主于易而終身不變便自可久人既協力而有功則兼衆人之所有以為有而能兼濟一世便自可大可久雖未到純亦不已地位然已異于執德不恒者矣豈非賢人之德可大雖未到巍乎成功地位已非一善成名者矣豈非賢人之業

易簡而天下之理得矣天下之理得而成位乎其中矣

此言體之而至于不勉不思則為聖人承上文言賢人德業如此過此以往則吾之易即乾之易吾之簡即坤之簡自然而然无待勉強天下之理不過易簡盡之一完了易簡分量而天下之理豈尚有餘蘊乎天下之理既統會于吾心則不但可久而已而其久也无疆矣不但可大而已而其大也无外矣豈不可與天地并立而成位乎其中乎到

此易之理又不在天地而在吾心矣方是學易之
全功
右第一章
聖人設卦觀象繫辭焉而明吉凶
夫子說伏羲既立卦爻然有畫無文非顓蒙所能喻于是文王周公二聖人取伏羲所畫之卦而布列之觀每卦每爻各有本然之象時有消息位有當否而繫之以辭以明卦爻之吉凶所以決嫌疑定猶豫使人知所趨避而不迷也

剛柔相推而生變化

承上文言聖人所以觀象繫辭者正以卦爻之剛柔迭相推盪而陰或變陽陽或化陰則此卦有此卦之象彼卦有彼卦之象此爻有此爻之象彼爻有彼爻之象其變無常其象不一不係之辭則吉凶不見何以使人知所趨避哉

是故吉凶者得失之象也悔吝者憂虞之象也

自聖人既繫之辭而易道備天下之理有一不具於其中者乎是故易之言吉言凶者即人事順理

而得逆理而失之象也言悔言吝者即人事困衡
憂安肆而虞之象也
此象字輕猶曰是此箇樣子與上文觀象之象
不同
變化者進退之象也剛柔者晝夜之象也六爻之動
三極之道也
易之陰變陽陽化陰者即造化氣機退極則進進
極則退之象也其既變而剛則陽當時用事即為
晝象其既化而柔則陰當時用事即為夜象是剛

柔之既定者即晝夜之象也六爻之陰變陽陽化陰一陰復有一陽一陽又有一陰循環而不已天道固然地道亦然人道亦然六爻之變化即天地人至極之理也易道之至備至精如此人可以不學乎

是故君子所居而安者易之序也所樂而玩者爻之辭也

是故君子隨身之所處安於其中而不違者易中所載事理當然之次第也終身所遇不一途所爲

不一事總是循此易理而已所喜樂玩味而不厭者爻之詞也卦爻各有辭而爻之詞則各隨其一節之變而言之其為道屢遷至動而不可亂尤所當玩也

是故君子居則觀其象而玩其辭動則觀其變而玩其占是以自天祐之吉无不利

君子之專心于易如此其用功豈復有間哉是故君子當靜居未筮之時則概觀諸卦爻之象而玩其辭其動而將有為也則即所得之卦觀其所變

之爻而玩其占以為推行化裁之準如此則或居或動所向皆吉是以自天祐之吉无不利易之理即天之理君子无往非易即无往非天思若啟而無不通之志行若翼而无不成之功矣此君子學易之極功也

右第二章

彖者言乎象者也爻者言乎變者也

首章言伏羲畫卦次章言文周繫辭此章則釋係辭之通例若云文王周公既繫卦爻之詞其例有

司言者卦下之彖詞言乎全體之象也爻下之詞言乎一節之變也

吉凶者言乎其失得也悔吝者言乎其小疵也无咎者善補過也

卦爻之詞或吉或凶者言乎卦爻中之得失也其失時不當位而失者則係之以凶其順時當位而得者則係之以吉也卦爻之詞有曰悔曰吝者言卦爻中之小疵也悔者將向乎吉而猶有小疵吝者未至于凶而已有小疵故係之悔吝以明之也

卦爻詞有言无咎者以卦爻中雖已有過而能改圖轉移故係之无咎以善之也

是故列貴賤者存乎位齊小大者存乎卦辯吉凶者存乎辭

聖人繫詞之例如此是故列貴賤者存乎爻上下之位辨定其以陰爲主而小以陽爲主而大者存乎卦陰陽之體至若辯明卦爻之吉凶使人知所趨避者則存乎卦下爻下之辭

憂悔吝存乎介震无咎者存乎悔

易辭之憂其悔吝而示以儆懼預防之道者則存乎善惡初分之介震動激發之使歸于无咎者則存乎知其悞舉而悔聖人係詞之法如此皆卦爻中之所本有者也

是故卦有小大辭有險易詞也者各指其所之

是故卦有以陰為主而小者有以陽為主而大者聖人所係之詞有言凶言悔吝而險者有言吉言无咎而易者豈卦自卦而詞自詞哉辭也者各指卦爻之情之所向耳所向者險則係以險所向者

易則係以易非聖人故爲是險易也

右第三章

易與天地準故能彌綸天地之道

此章極贊易道之大足周聖人之用首節總言易道之大二句本一意相足不是兩層若云道莫大于天地而易與天地齊準所以于天地之道能彌之而極其周密凡道之全體无不包括能綸之而極其分析凡道之條理无不詳明物理人性天命無不備于卦爻之中而聖人用之如下文所云也

仰以觀乎天文俯以察乎地理是故知幽明之故原始反終故知死生之說精氣為物遊魂為變故知鬼神之情狀

試以聖人以易窮理之事言之天地之或幽或明必有其故也聖人以易書陰陽之理仰觀天文而考其晝夜上下之異俯察地理而辨其南北高深之殊則知其所以幽者自陽而陰也所以明者自陰而陽也幽明之故以易而知之矣人物之有生有死必有其說也聖人以易書陰陽之理推原人

物之始何為而生反觀人物之終何為而死則知始之所以生者氣化之聚自陰之陽也終之所以死者氣化之盡自陽之陰也死生之説以易而知之矣造化之為鬼為神必有其情狀也聖人以易書陰陽之理而觀造化䓁育之功用方其始也陰精陽氣妙合而凝而物以之成及其終也精氣銷殞魂漸游散而物以之變則知精氣之聚神之来而伸也陰變陽也游魂之變鬼之往而屈也陽變陰也鬼神之情狀以易而知之矣夫幽明之故死

生之說鬼神之情狀皆理之難窮者也聖人無不
于易而窮之易道之大于此可見矣
與天相似故不違知周乎萬物而道濟天下故不過
旁行而不流樂天知命故不憂安土敦乎仁故能愛
試以聖人以易盡性之事言之人性與天地本一
理性有未盡便與天地不相似而有違矣聖人體
易理之彌綸天地者於一身則性无不盡而與天
地相似惟其相似則在吾心之理與在天地之理
渾合无閒何違悖之有何以見其與天地相似而

不違也天地之理仁智爲盡之聖人之智周遍乎萬物于其隱微无不畢照而即有道以濟之一一處置使之得所是智而行之以仁有真見者即有寔用則其智不過而非空虛玄遠之智矣遇事之不可以常法處者聖人能委曲通變是旁行也然不泥於經亦不畔乎經其所行者終是天理人心之不可易而不至於流蕩无歸其旁行者行權之智也而不流則守正之仁也然聖人之智又不特周物旁行已也其于天理之當然樂之而不厭於

命數之適然知之而不疑則利害得喪皆不足以動其心何憂之有智至不憂則智益深矣聖人之仁又不特道濟不流而已也凡人為境所動而私意未化者則自利之念多而愛物之意反薄聖人隨所處而安雖境遇不齊只是純于天理而不以一毫私欲雜於其中便能物我无間視人猶己而能愛矣仁至於無所往而不能愛則仁益篤矣聖人之智且仁如此此其所以與天地相似而不違也而寔於易得之易道之大此此亦可見矣

範圍天地之化而不過曲成萬物而不遺通乎晝夜之道而知故神无方而易无體

至於聖人至命之事亦无不本於易者夫天地之化惟一氣之流行而已不能無過也聖人以易爲之節宣裁制使之各有定法有常度如治曆明時以經天體國經野以緯地節兩暘之變適寒燠之宜之類皆所以範圍天地之化而不過也萬物紛紜不齊多不能自成聖人以易委曲成就之如于人則各爲之養各爲之教而无不得其所如于物

則遂其生制其用而无不得其宜知之甚明處之咸當而不至有一物之或遺也凡天地人物之所以聚散屈伸循環而不窮者是所謂晝夜之道也人多執其粗迹滞于一隅而不能通知聖人深體乎易之理則動静无端陰陽合德上下與天地同流于晝夜之道莫不灼見其循環之妙而默契其迭運之機所謂知天地之化育也聖人之範圍曲成通知者如此其所造直與天命為一故聖心存主之神妙萬物而无不周不可以方所求也聖心

流行之易成就事而無其跡不可以形體執也聖心之神即天命之神聖心之易即天命之易是所謂至命也至命如此則窮理盡性要其至矣而皆可易得之易之與天地準不可見乎命是理性之源頭至命者聖人所知所能直到道理源頭處與之為一也

右第四章

一陰一陽之謂道

此章是夫子指道體之妙以示人也說易為明道

之書夫所謂道者何也道本不離乎陰陽而寔不倚于陰陽者也若分言陰陽只謂之陰陽不得謂之道惟是靜則為陰動則為陽既一陰而又一陽動靜无端循環不已是即太極本然之妙乃所謂道也

繼之者善也成之者性也

道固動靜互根陰陽无始者也方其靜之終而動之始以陽之發舒繼陰之貞靜斯時氣方萌動而理乘以行全是天道之本然无一毫渣滓雜于其

間是可目之為善也此理在天曰善及其氣之既凝成為形質則此理遂付于人物人得之而為民彞物得之而為物則所謂各正之性也

仁者見之謂之仁知者見之謂之知百姓日用而不知故君子之道鮮矣

由繼善而成性則君子之道即所謂一陰一陽者在人之理即在天之理豈尚有偏而不全者乎但纔落氣質便有偏全于是有禀陽氣之多而為仁者偏乎動者也却不知其為偏於動以為道之全

體只在於仁而不復知有智有禀陰氣之多而爲知者偏乎静者也却不知其爲偏於静以爲道之全體只在於知而不復知有仁至於禀陰陽之駁雜者百姓也雖日用此仁智而不著不察并仁知之見而无之仁者知者之偏如此百姓之蔽又如此何怪乎君子仁智合一之道鮮能於天下乎

顯諸仁藏諸用鼓萬物而不與聖人同憂盛德大業至矣哉

夫此一陰一陽之道當元亨之時自内而達之於

外氣於此運理於此行造化之功昭然可見是顯之於仁也當利貞之時自外而歛之於内氣歛於无朕理隱於无名機緘之妙杳乎莫窺是藏之於用也顯仁所以鼓萬物之出機藏用所以鼓萬物之入機而一出於無心非若聖人之憂勤而後有以生成乎萬民也夫仁之顯可以觀德顯仁而萬物以出德何盛也然且為无心之德即聖人之德不足以擬其盛矣用之藏可以觀業藏用而萬物以入業何大也然且為無心之業即聖人之業不

足以擬其大矣其盛德大業不其至極無加乎
時說云此與下節就化機之出入以明一陰一
陽之道語公圖上三節自天說到人語意已完
了此下又從頭另說耳化機出入正是一陰一
陽其所以然者即道豈可云就此以明彼乎
富有之謂大業日新之謂盛德
夫業𦶜見在外藏用則內矣何以謂之大業蓋方
其藏用之時此理無所不備萬物歸根復命而生
生化化之機都收斂在內是惟未𦶜一𦶜則其業

不可限量故謂之大業德充積在内顯仁則外矣何以謂之盛德蓋方其顯仁之際此理蘗見彰著源源而出生意流行與日俱新此雖蘗于外若非藴蓄盛大何以續續不窮如此故謂之盛德藏用陰也而即為大業則陽矣顯仁陽也而即為盛德則陰矣所謂一陰一陽者如此

生生之謂易

其顯仁藏用陰陽互根如此由是一陰一陽生而不已天地之消息盈虛人物之榮枯動静何莫非

陰極則生陽陽極則生陰相禪于无窮乎其自陰而陽是陽易乎陰自陽而陰是陰易乎陽推遷變化不可執一斯乃謂之易矣

成象之謂乾效法之謂坤

若物之得此陰陽以成形則有自微而著之序方其始生胚胎始露朕兆方萌纔略成形象此則輕清而屬陽故謂之乾至其既生形者已形色者已色其詳細之法象都是效而可見此則重濁而屬陰故謂之坤

極數知來之謂占通變之謂事
即推之人事亦莫不有是一陰一陽之道人於事
變方來心未有定向以蓍問易極七八九六之數
因其所值之卦爻而知將來之吉凶此所以決其
事也是之謂占夫占者事尚未成陽之屬也既筮
之後吉凶已明即其所占而見之於云爲吉則趨
凶則避以通其變此所以成其占也是之謂事事
則占之已決陰之屬也
陰陽不測之謂神

合而觀之无非陰陽即陰而道亦在陰即陽而道
亦在陽陰陽迭運而道无不在一屈一伸一往一
來无在无不在也无為无不為也其不測如此是
乃所謂妙萬物无方所之神乎道之妙如此故非
易之書不足以明之也

右第五章

夫易廣矣大矣以言乎遠則不禦以言乎邇則靜而
正以言乎天地之間則備矣

此夫子摽易之書而贊其理說易之為書其中之

所含无一不有則誠廣矣外之所統无一不盡則誠大矣其廣大之狀何如自遠言之則无遠不到而莫之隔限如四海萬世其理皆充周的去自近言之則不待安排布置而自有各當之理即几席瞬息隨處皆足而不偏以言乎天地之間萬事萬物紛紜靡窮則事事物物之理无一着之不備焉其廣大為何如

此節是形容廣大的模樣廣大之寔在第三節

夫其乾靜也專其動也直是以大生焉夫坤其靜也

翕其動也闢是以廣生焉

易之所以廣大者蓋有由也天地本皆以生物為心夫乾之為道方其靜而利貞也未見其生物也而生物之心常存而不他其靜時何嘗一也及其動而元亨則生意由中達外沛乎莫御其動又直遂也靜而專動而直是以物之受其氣者无不資之以為始其生物也不已大乎夫坤之為道其靜而利貞也許多生意都收斂在內是所謂翕也及其動而元亨則乾氣一至就能承之以生物許多

生意一齊發散出來其動又何闢也靜而翕動而闢是以物之受其氣者无不資之以成形其生物也不已廣乎乾坤之廣大如此易則模寫乾坤之理者也安得不廣大乎

廣大配天地變通配四時陰陽之義配日月易簡之善配至德

試舉其廣大之寔廣大者莫若天地而易之廣大一无所不有無所不包者則配乎天地變通莫若四時而易之陰變陽陽變陰往來而不窮者則配乎

四時天有日月各有攸司懸象著明者也而易所
言奇而稱陽偶而稱陰其義各有所主者何以異
此人性有至德原易而无難簡而不煩者也而卦
爻之陽者有健之道其德恒易卦爻之陰者有順
之道其德恒簡其易簡之善與人性之至德何以
異乎易之廣大之寔如此

前廣大字兼變通陰陽易簡在中此節廣大對
變通等字言不可如時說以首句統下三句也

右第六章

按胡氏以易與天地準是賛易之書此是賛易之理甚支離惑人前章說書亦是書中之理此章亦是據易書而言其理不是懸空說理如生生之謂易之類若只言理不言書天地四時日月至德正其理之著見流行處不必以配言矣

子曰易其至矣乎夫易聖人所以崇德而廣業也知崇禮卑崇效天卑法地

此章言聖人體易之事以賛易也夫子說易之為道其至極而无加矣乎何以見其至于聖人之用

易見之德之崇業之廣者無如聖人夫易即聖人之所以崇其德而廣其業者也聖人之以易崇德廣業者如何德起于所知若識見不高明德何以崇故聖人體易之理於心而所見日超業基于所行若踐履不篤寔業何以廣故聖人循易之理於身而所行日篤其崇也无一理之不察上同于天之高明而崇者至矣其畀也无一事之敢忽下同于地之厚重而畀者至矣

天地設位而易行乎其中矣成性存存道義之門

天位上地位下而陰陽變化即行乎其中聖人知崇如天禮卑如地則其本來一成之性不待存而自無不存而性中所具道義隨時流出而各當其則與天地設位而易行其中者相似矣德豈不崇業豈不廣乎而皆以易崇之廣之故曰易其至矣

此易指造化而言與文言易書之理者不同

成性是一成之性道義是性中所固有的道是統言義其條件也道義之已成者便為德業知禮是工夫名目與知行相似天地設位二句是

引起下二句說聖人之知行交至與天地設位相類道義從性中流出與易之流行相類也

右第七章

聖人有以見天下之賾而擬諸其形容象其物宜是故謂之象

此章言卦爻之用先言卦爻所由立遂示人以用卦爻之法而舉七爻以爲例也首節云易有六十四卦之象如何謂之象聖人有以見天下之物甚多皆不離陰陽之變化于是將天下之賾者在心

上比度何者是陰何者是陽何者是兼陰兼陽或
純或駁或進或退各將他形容細細體察乃畫成
卦以象其物之所宜如擬天之形容是純陽至健
之物則畫爲三奇以象之擬地之形容是純陰至
順之物則畫爲三偶以象之以至雷風水火之類
莫不皆然是卦乃以象天下之賾也是故謂之象
聖人有以見天下之動而觀其會通以行其典禮繫
辭焉以斷其吉凶是故謂之爻
易有三百八十四爻如何謂之爻聖人有以見天

下之動雖不一端要各有至當之理于是即事以
觀其理之所聚求其通達无礙者以立為經常不
易之法繫辭于各爻之下于爻之循此典禮者則
繫之以吉于爻之悖此典禮者則繫之以凶是爻
辭乃所以效天下之動者是故謂之爻
言天下之至賾而不可惡也言天下之至動而不可
亂也
聖人因天下之賾以立象是象所以表著天下之
至賾也至賾宜可厭惡矣然其物宜之象皆天下

所當有自當理會去而不可惡焉聖人因天下之動以繫爻是爻所以表著天下之至動也至動宜可雜亂矣然其吉凶之斷各有定理而不可亂焉

擬之而後言議之而後動擬議以成其變化

夫卦爻之不可惡不可亂如此則一言一動之理莫不具于此矣故君子之于言也必擬于易而後言其于動也必議于易而後動觀象玩辭于未言動之先觀變玩占于將言動之際使言之淺深詳略動之仕止久速各隨時適宜以成其變化焉

鳴鶴在陰其子和之我有好爵吾與爾靡之子曰君子居其室出其言善則千里之外應之況其邇者乎居其室出其言不善則千里之外違之況其邇者乎言出乎身加乎民行發乎邇見乎遠言行君子之樞機樞機之發榮辱之主也言行君子之所以動天地也可不慎乎

欲擬議于易果如何擬之議之耶如中孚九二爻詞云鳴鶴在陰其子和之我有好爵吾與尔靡之令即此爻而擬議之有鳴者即有和者有有好爵

者即有靡之者蓋言誠信感通之效也乃知君子居其室出其言善則千里之外應之況其邇者而有不應乎居其室出其言不善則千里之外違之況其邇者而有不違乎言一出乎身便加乎民行一發乎邇便見乎遠可見言行是人已感應之樞機也樞機纔一發動或應或違立時便至樞機之發誠取榮取辱之主也豈特榮辱而已言行者君子之所以動天地其召祥召殃亦在此也感人心而動天地者皆惟言行則君子之于言行可不慎

乎即此爻擬議之則知言行之當謹矣

同人先號咷而後笑子曰君子之道或出或處或默或語二人同心其利斷金同心之言其臭如蘭

如同人九五爻辭云同人先號咷而後笑今即其爻而擬議之蓋言始異而終同也君子之道或出或處或語或默若不同也然此特初就其迹以觀之耳要其終而論之則此二人者各隨其分而安于義其心寔同也其心既同則雖至堅之物如金者亦不能間之是其利可以斷金也于是我之言

彼覺其有味彼之言我亦覺其有味而无不相入者同心之言不其臭如蘭乎即此爻擬議之則知大同之道不以跡而以心矣

斷金者二人心事既同彼此精神貫通即金之堅亦不能間如利刃之遇物使斷也以金字當隔礙之物斷之則通矣

初六藉用白茅无咎子曰苟錯諸地而可矣藉之用茅何咎之有慎之至也夫茅之為物薄而用可重也慎斯術也以往其无所失矣

如大過初六云藉用白茅无咎今即是爻而擬議之九置物者苟措諸地可以為安矣而又藉之以茅更何顛覆之咎乎此誠慎之又慎慎之至極者也夫茅之為物甚薄而足以將其敬慎之心免顛覆之咎是其用可重也事有謹于細微而獲全者此類是也苟慎斯藉茅之術以往則防微杜漸者无所不至將見禍敗无自而生其亦无所失矣即此爻擬議之知人之處事當以慎也

勞謙君子有終吉子曰勞而不伐有功而不德厚之

至也語以其功下人者也德言盛禮言恭謙也者致恭以存其位者也

如謙九三爻辭云勞謙君子有終吉今取而擬議之人之勤于事而不自矜伐事既成有利于人而不以德自居者其器量宏大深邃是厚之至也今謙九三云勞謙正言人之有功而能下人所謂厚之至者也夫此勞謙之心蓋及人之德欲其盛而无人之不被自持之禮欲其恭而无念之敢矜所以居上而人不忌處前而人不怨則謙也者自致

其恭而位即以之存者也此君子所以終吉也即此爻而擬議之知人之當以功下人也

亢龍有悔子曰貴而无位高而无民賢人在下位而无輔是以動而有悔也

如乾上九爻辭云亢龍有悔今取而擬議之乾上爻以陽剛而居卦上其象如人之貴倨而不安其位高亢而不恤其民賢人退居下位而莫肯為輔孤立于上禍敗立至是以動而有悔也即此爻擬議之可見人之不可亢也

不出戶庭无咎子曰亂之所生也則言語以為階君不密則失臣臣不密則失身幾事不密則害成是以君子慎密而不出也

如節初爻云不出戶庭无咎今取而擬議之節初惟能不出戶庭乃得无咎可見戶庭之不可輕出也言語者即人身之戶庭也凡禍敗之所生更不在他惟言語輕褻遂為亂階也君有當密其言而不密者則必貽害于臣而失其臣臣有當密其言而不密者則人必中傷而失其身至於凡事有利

害伏于幾微成敗係于毫忽者尤當謹密若一不密則必有阻其謀撓其事者即功在垂成亦必壞之是以君子凡事皆慎密而不輕出於口也即此爻擬議之可見言語之當慎也

子曰作易者其知盜乎易曰負且乘致寇至負也者小人之事也乘也者君子之器也小人而乘君子之器盜思奪之矣上慢下暴盜思伐之矣慢藏誨盜冶容誨淫易曰負且乘致寇至盜之招也

今取解之三爻擬議之作易者其知盜之情乎易

曰負且乘致寇至盖以負也者本小人之事也乘也者則君子之器也以小人而乘君子之器則竊非其據才德不任適足起謀利者攘奪之心盜必思奪之矣小人而竊據高位上必慢其君下必暴其民罪惡既彰則謀利者皆借以為辭而伐之矣其能久有其位乎奪之伐之者雖是盜而致之者寔自小人如慢藏而不知防者是教人使盜治容而好自炫者是教人以淫何莫非自致哉易曰負且乘致寇至盖以解三以陰柔而居大臣之位適

足為盜之招也即此爻擬議之可見人當量才度分不可據非其有也由此推之則全易之卦象爻辭何者非言動變化之資乎

右第八章

天一地二天三地四天五地六天七地八天九地十

天數五地數五五位相得而各有合天數二十有五地數三十凡天地之數五十有五此所以成變化而行鬼神也

昔伏羲時龍馬負圖出于河有自一至十之數其

位則一六居下二七居上三八居左四九居右五十居中伏羲遂緣此以作易後来人徒知其爲河圖之數不知其爲天地之數雖知其爲天地之數亦不知其何者爲天何者爲地故夫子一一指成以示人曰河圖之數即天地之數也天體圓而數奇圖之一奇數也故屬天地體方而數偶圖之二偶數也故屬地由是而三之奇亦屬天四之偶亦屬地五之奇亦屬天六之偶亦屬地七之奇亦屬天八之偶亦屬地極而至于九仍屬天十仍屬地

其可分別指出者如此今總而計之一三五七九皆奇則皆天數是天數五二四六八十皆偶則皆地數是地數五夫此五位以其次第言之一與二三與四五與六七與八九與十奇偶乘承以類而相得也以其配合言之一與六二與七三與八四與九五與十奇偶相感各有所合也若以天之奇數積而計之一三五七九共二十有五數以地之偶數積而計之二四六八十共三十數以天數之二十有五合地數之三十凡天地之數共五十有

五夫天地生物不過一氣之運自其生成言之是爲變化自其屈伸言之是爲鬼神而其自微而著爲消爲息之分限節度則有如此此五十有五之數非即所以成變化而行鬼神者乎造化之祕不出乎此此易數之所祖也

大衍之數五十其用四十有九分而爲二以象兩掛一以象三揲之以四以象四時歸奇于扐以象閏五歲再閏故再扐而後掛

聖人作易制爲蓍策大衍之數蓋以河圖中宮之

天五為生數之極地十為成數之極遂取而衍之以五乘十則成五十即以五十為蓍策之數然五十者數之成成則不動故于五十策之中損其一策而為用者四十有九由是以此四十九策分而為二其左以象天右以象地是象兩儀也次取右之一策掛于左手小指之間則左象天右象地所掛之策以象人是象三才也次取左手之策四以數之于先右手之策四以數之于後以象天時之運必以四而成歲功也既以四揲之左右之策各

有奇零則先以左手之奇扐于左手无名指間後以右手之奇扐于左手中指之間以象曆法之必有閏也閏者積月之餘日以成月者五歲之間再積餘日而再成閏月然後別起積分故蓍策既扐左之餘策復扐右之餘策然後別起掛一以再揲也其致用之準于造化者如此

乾之策二百一十有六坤之策百四十有四凡三百有六十當期之日二篇之策萬有一千五百二十當萬物之數也

蓍既揲矣於是陰陽老少之數可辨也少陽進而未至於盈其數可不計也至於餘三奇而九是為老陽其過揲之策則四九三十六以三十六計乾六爻之策共得二百一十有六少陰退而未至於虛其數亦可不計也至於餘三偶而六是為老陰其過揲之策四六二十四以二十四計坤六爻之策共得百四十有四九三百有六十策當期之日蓋歲氣常盈歲朔常虛雖有多寡而三百六十日乃其大較乾坤之策適與之配其合乎周天之數

者如此合上下經而通計之陽爻百九十二每爻三十六策得六千九百一十二策陰爻百九十二每爻二十四策得四千六百八策合二篇之策共萬有一千五百二十足當物之數也其合於萬物者又如此是蓍策之數無徃而不合也

按本義河圖四面太陽居一而連九四句是推以九為老陽六為老陰之所自出三奇則九三偶則六乃朱子從揲法中推出其寔經文所言策數只是過揲之數而已不必兼帶三奇三偶

亦覺輕爽

是故四營而成易十有八變而成卦八卦而小成

蓍策之全數如此至其所以成卦則自有次序也是故揲蓍者自分二而掛一揲四而歸奇凡四營而後或得五而為奇焉或得九而為偶焉而一變於是始成矣每三變為一爻至於十有八變而後成六十四卦之一卦焉自四營之易以至十有八變之卦此易之大成也然成卦之序自內而外方其九變而成三爻僅得八卦中之一卦內體方具

外體夫備僅可謂之小成而已必待加重而後大成也其成卦之序如此

引而伸之觸類而長之天下之能事畢矣

至于卦既成而後視其卦之陰陽老少以為變動自本卦之體引而伸之於他卦則一卦可為六十四卦也九六十四卦同此變之類皆可以此法相長於無盡每卦皆可變為六十四卦也自一卦為六十四卦自六十四卦而為四千九十六卦易卦之變化至此無以復加矣天下之稽寔待虛通志

成務之能事不畢矣乎

顯道神德行是故可與酬酢可與祐神矣

蓍卦之變既備將見道本无形而卦爻之辟一一示人也其於吉凶消長之理進退存亡之道皆自易有以顯之德行難于變通合宜蓍卦之數一一可推也凡人之趨吉而避凶有得而无失皆易有以神之如是則明有以決人之疑有問必答而可以酬酢矣幽有以祐乎神凡神所不能言者皆代為之告矣其功用之大何如乎

是言揲卦之用

子曰知變化之道者其知神之所為乎

夫子曰天地大衍之數揲蓍求卦之法此所謂變化之道也此皆理勢之自然乃神之所為也但此變化之道人自不易知耳人有知變化之道於數則知其若何而生成屈伸若何而乘除損益冥會其迭運之機於法則知其若何而進退離合若何而往来交錯皆默契其屢遷之用則知數也者一氣機之往来法也者一奇偶之積分若或使之然

而寔非有以使之然也雖欲不然而不得不然也其于无心之化自然之理不有以真見而无疑乎甚矣人之宜究心于數法也

右第九章

易有聖人之道四焉以言者尚其辭以動者尚其變以制器者尚其象以卜筮者尚其占

承上章言變化之道備見于易故易有聖人之道四焉所謂四者何也指其所之者易之辭也欲以易而言者則取其辭而言无不當矣化而裁之者

易之變也欲以易而為舉動者則取其變而動无不時矣象其物宜者易之象也欲以易而制器者則取其象而作事有成規矣斷其得失者易之占也以易而决疑者則取其占而臨事有確見矣

此言易之用

是以君子將有為也將有行也問焉而以言其受命也如嚮无有遠近幽深遂知來物非天下之至精其孰能與于此

惟易之辭占可尚如是是以君子將見諸身而有

為也將措之事業而有行也必揲蓍求易而擬議之以處所為所行之事則易受人之命而即有以告之如嚮之應聲不計其時地之或遠或近造化之幽人心之深皆能遂知其未来之吉凶而悉以示人應之速而知之周如此蓋由其辟占之理窮天道下析民故極其細微確盡可以稽疑待慮耳苟非天下之至精而无以加者何以與于此哉

參伍以變錯綜其數通其變遂成天地之文極其數遂定天下之象非天下之至變其孰能與于此

試言其尚象尚變之事君子之揲蓍求卦方其四營之時既考左手歸奇之策復考右手歸奇之策兩相參伍而一變以具焉及三變既畢既錯置歸奇之策于三而或左或右之復總挈歸奇之策于一而一低一昂之則七八九六之數可稽焉參伍以變僅一變也自此通之合三變而皆參伍或爲老陰或爲老陽或爲少陰或爲少陽不遂成天地之文乎錯綜其數僅一爻也至于合十八變而皆錯綜焉則極七八九六之數而卦爻以成或動爲

或静焉或動在一爻焉或動在全體焉人事吉凶之象不于此而定乎所以然者正以易蓍之為道圓神不滞惟變所適能為奇為偶為老為少而極天下之至變也若非天下之至變而稍有所滞者其孰能與于此當其變也即君子化裁之準其變既成則君子制事之矩安得不尚其變尚其象乎

易无思也无為也寂然不動感而遂通天下之故非天下之至神其孰能與于此

辭占極天下之至精象變極天下之至變如此進

而求之易本无心之物无思也无為也方其未嘗問之求之也則寂然不動及其著動于分揲掛扐之時卦成于十有八變之後幽遠不隔而吉凶立判是感而遂通天下之故也蓋生于理勢之自然不知其所以然而然者天下之至神也苟非天下之至神孰能無思為之迹而極精變之妙如此乎

夫易聖人之所以極深而研幾也

易至精至變而至神如此乃知夫易者聖人以理之深者人不易見也而立為詞占以極之使至深

者无不可推之使出理之幾者人不易辨也設為
象變以研之使理之在幾微者皆研究其所必至
而剖判甚明是聖人所以極深而研幾也
唯深也故能通天下之志唯幾也故能成天下之務
唯神也故不疾而速不行而至
然則辟占所在即深之所在也唯深也故能應問
如響遂知來物天下之志有滯塞而未通者卷于
此通之矣象變所在即幾之所在也唯幾也故可
為化裁之則制器之準天下之務有欲成而未成

者悉于此成之矣辭占象變皆神之所寓則深與幾皆神也唯神也故其通志成務甚速莫知其所以速也人見其至莫知其何以至也不待疾而自速不須行而已至又孰測深與幾之所以然哉

子曰易有聖人之道四焉者此之謂也

所謂易有聖人之道四焉者正以易為聖人之所以極深研幾而寔至神故以為聖人之道也則易之功用甚大誠學者所留畫心也

右第十章

子曰夫易何為者也夫易開物成務冒天下之道如斯而已者也是故聖人以通天下之志以定天下之業以斷天下之疑

此章言卜筮之事首節言易為卜筮而作子曰夫易更三聖而成果何為者也夫易本為卜筮而作以人之未有知識也使之知何者為吉何者為凶而開乎物以人之欲有作為也使之趨其吉避其凶而成乎務物與務之當然者皆道也卦爻既設而天下之道皆統括于其中易之為用如斯而已

是故聖人之作易非有他也以通天下之志而使之開以定天下之業而使之成以斷天下之疑而使之皆合乎道也

是故蓍之德圓而神卦之德方以知六爻之義易以貢聖人以此洗心退藏于密吉凶與民同患神以知来知以藏往其孰能與于此哉古之聰明睿知神武而不殺者夫

此節言聖人所以作易之本承上文言易之爲用如此當易之未作其理寔具於聖人之心是故蓍

之為德也老少无定用動靜无成質惟變所適而不可預擬者何其圓而神也卦之為德也是非有定指得失有明斷物宜所昭確乎不容紊者何其方以知也六爻之為義也因所居之位而道各殊隨所處之時而言各異不可為典要而吉凶以明者何其易以貢也蓍卦爻之德如此聖人當未作易之時已體備此三者之德而无一塵之累蓋以是三者洗濯其心也其靜而无事也則斂于无形而人莫能窺所謂寂然不動也及其動而有事也

則吉凶與民同患而神以知吉凶之来知以藏吉凶之往又見其感而遂通矣其孰能與于此哉惟古之至聖聰无不聞明无不見睿无不通智无不知具蓍卦爻之理而不假蓍卦爻之物如神武足以服人而不假于殺伐者乃如此夫

朱子曰所謂以此洗心者心中渾然此理别无他物。神以知来是吉凶之未来者其神足以知之知以藏往吉凶皆有定理如何便吉如何便凶皆理之已然而不待推者所謂往也聖人

之智皆藏得此理而了然在中神武不殺是譬
喻不可作真寔說、
是以明于天之道而察于民之故是興神物以前民
用聖人以此齋戒以神明其德夫
此節正言聖人作卜筮之事承上文言聖人之德
如是是以一氣之運消息不齊者天之道也聖人
能明之天下之紛紜不一者民之故也聖人能察
之明天道則知神物具陰陽消息之理而可制以
為法察民故則知天下之動皆以理之順逆為吉

凶而人多不知不可不有以開其先於是肇興神物制爲卜筮之法以開先乎民使之用以趋吉避凶聖人於此卜筮之時其心湛然純一肅然警惕以考其占使其德神明不測亦如鬼神之知来焉易之爲用不大著乎。

是故闔户謂之坤闢户謂之乾一闔一闢謂之變往来不窮謂之通見乃謂之象形乃謂之器制而用之謂之法利用出入民咸用之謂之神

此節即聖人之興神物而詳其始末承上文聖人

既興神物以前民用夫此神物寔生于造化而後
制自聖人以用之天下也是故天地間一氣流行
而有動静當其静而闔戶則為陰之事而謂之坤
當其動而闢戶則為陽之事而謂之乾其一闔以
歛其終即一闢以開其始動静相推而互易者則
謂之變闔往而闢即来闢往而闔即来動静无端
而不窮者則謂之通化育之機如此而物生焉自
其資始之時言之物斯見矣然不過象貌之彷彿
則謂之象自其作成之時言之物斯形矣見其林

質之一定則謂之器見形象器而神物生于其間於是制龜而用以卜制蓍而用以筮此聖人修身之教而垂憲萬世者則謂之法卜筮既立利於用之以出以入而民无不用之者不期然而自无不然不謂之神乎則卜筮者聖人本之于造化而爲法于天下者也

是故易有太極是生兩儀兩儀生四象四象生八卦八卦定吉凶吉凶生大業

此兩節言易畫卦之序而及其用若云易固用以

卜筮而作易画卦之次序則何如者是故聖人之作易也本以模寫陰陽之變而有陰陽之所以變者是爲太極无象數之可名而寔象數之所由以立也太極動而生陽静而生陰聖人画一奇以象陽画一偶以象陰而陰陽之儀形自此生矣陰陽有老有少于是於兩画之上各加一奇一偶而老陰老陽少陰少陽四者之象自兩儀生矣陽陰老少又各有其變化於是于四象之上各加一奇一偶而乾兌離震巽坎艮坤八者之卦又自四象生

矣八卦既立則六十四卦亦因此相盪而成其中所載天道之消息人事之得失无不俱備而吉凶已定矣吉凶既定則吉之所在人知所趨凶之所在人知所避而大業於是生矣此所以可為卜筮之用也

是故法象莫大乎天地變通莫大乎四時縣象著明莫大乎日月崇高莫大乎富貴備物致用立成器以為天下利莫大乎聖人探賾索隱鉤深致遠以定天下之吉凶成天下之亹亹者莫大乎蓍龜

此節贊蓍龜功用之大承上文易以定吉凶生太
業而必假龜蓍以致用是故言法象者則莫大乎
天地无所不覆无所不載也言變通者莫大乎四
時寒暑相推而不已也言懸象著明者莫大乎日
月萬物之所仰也言地位之崇高者莫大乎有天
下履帝位之富貴九有血氣莫不尊親也備天地
化生之物以致斯民之用立人巧所成之器以為
天下利者莫大乎聖人盡自然之利極人官之能
也至于探討事之賾而不一者索求理之隱而難

見者鈎取其理之深者使之淺而易見推取其事之遠者使之近而易知以定天下之吉凶使无不通之志以成天下亹亹使无不定之業者則莫大乎蓍龜其功用為何如哉

是故天生神物聖人則之天地變化聖人效之天垂象見吉凶聖人象之河出圖洛出書聖人則之

此節言聖人作易之事上文言蓍龜之用如此其大聖人誠見其足以開物而成務也是故天生蓍龜之神物聖人則而制之以為卜筮之用天之陰

陽迭運地之剛柔相推是天地變化也聖人放之
而為蓍卦之變化天之垂象或見休徵而為吉或
見咎徵而為凶聖人象之而于卦爻之順理而得
者則定之以吉於卦爻之逆理而失當則定之以
凶河出圖有一六二七三八四九五十之數是以
五生數統五成數而同處其方洛出書有戴九履
一左三右七二四為肩六八為足之數是以五奇
數統四偶數而各居其所聖人皆則之而或以画
卦或以序疇聖人所制卜筮之事孰非造化之自

然者耳

此節說者多泥本義此四者聖人作易之所由也遂極力作推原語甚傷語氣如云人知聖人之作卜筮不知天生神物于先聖人乃則之于後易有變化不知天地先有變化而聖人從而效之易有吉凶不知本天之垂象見吉凶而聖人從而則之河出圖洛出書而聖人之作易叙疇則本于此愚讀之殊覺未安不如只平平說聖人作易時事而其本於造化自見于四者皆

作易之所由一句亦不相妨也
易有四象所以示也繫辭焉所以告也定之以吉凶
所以斷也
此節總言易之所以前民者以應首節承上文聖
人本造化以作易于是前民之法无一不備其揲
蓍求卦有陰陽老少之四象焉所以示人以所值
之卦爻也其卦爻之下各有所係之辭所以告人
以義理之所在也其係辭之中又或定之以吉定
之以凶所以斷其當趨當避而不使之疑也示之

以象告之以辭而又斷之以吉凶何志之不通何業之不成而何疑之不斷哉信乎其足以開物成務而冒天下之道也

右第十一章

易曰自天祐之吉无不利子曰祐者助也天之所助者順也人之所助者信也履信思乎順又以尚賢也是以自天祐之吉无不利也

此釋大有上九爻義當屬八章擬議之例易大有上九之辭曰自天祐之吉无不利何也子曰所謂

祐者乃思或啟之行或翼之而得其助之謂也然助豈倖得者哉助有得之天者天之所助者必其順而不違者也人不違天天亦不違人矣助有得之人者人之所助必其信而不妄者也我以信孚乎人人亦以信孚乎我矣此感應之定理也今大有上九以剛居上而下從六五六五柔順而中而上九與之下交是其身之所履者信而无妄心之所思者順而不違止有下士之誠而尚乎賢滿而不溢又如此是以自天祐之吉无不利也可見人

欲得天人之助者必信順而尚賢也

子曰書不盡言言不盡意然則聖人之意其不可見乎子曰聖人立象以盡意設卦以盡情僞繫辭焉以盡其言變而通之以盡利鼓之舞之以盡神

此章亦言聖人作易君子用易之事首節言聖人之作易曰聞之書本以載言而言之丁寧詳悉非書之所能盡言本以達意而意之含蓄深遠非言之所能盡信如此說則聖人憂世覺民之意其終不可見乎子曰意固不易以言盡聖人立奇偶之

象以示人其包含變化无有窮盡凡言之所不能傳者皆可使人觀象而得之矣聖人之意欲使人知天下之情偽也設為六十四卦以盡奇偶之變凡天下之為善為惡无不示象于此而情偽可盡矣而又于卦爻之下各係之辭而告之以為吉為凶而聖人之言亦於此而盡矣由是揲蓍求卦之法以立自七八九六之變以得所值之卦爻即以卦爻之理而通之于事為之間使天下萬世之人皆得趨吉避凶以盡利焉人之有疑者所為必不

決自象變既設人皆知何者為吉何者為凶於是相率樂於趨避而不能自已而又不知誰為啟之誰為翼之也非所以盡神乎至此則聖人何嘗有不盡之意不盡之言而聖人之意何嘗不可見于天下萬世乎

乾坤其易之縕邪乾坤成列而易立乎其中矣乾坤毁則无以見易易不可見則乾坤或幾乎息矣

自所立之象觀之知夫易之所有惟陰陽而已則画之奇而為乾画之偶而為坤其即易中所包藴

之緼耶何以見乾坤為易之緼方初画卦定位之
時乾画與坤画相對而列由此相摩相盪而自陰
而陽自陽而陰交變不窮之理已立於其中矣使
當時不立此乾坤之画則所為變化之理何自而
見變化之理既不可見則陰陽奇偶不可復推為
通變之用而乾坤不幾於息乎此聖人之所以立
象也
是故形而上者謂之道形而下者謂之器化而裁之
謂之變推而行之謂之通舉而措之天下之民謂之

事業

聖人既立卦象則天下之理具載其中是故自卦爻之形而上則皆自然之理而謂之道自卦爻之形而下則奇偶一定之象而謂之器由是本自然之化而裁為七八九六之數斯則剛柔相推來往交錯而謂之變變既成矣即所值之卦爻推而行之於事為之間則利用出入而謂之通然是變通不特一人可用也舉而措之天下之民使之皆如是變如是通則志无不通務无不成而萬世賴之

不謂之事業乎至此則聖人之意无不盡矣
是故夫象聖人有以見天下之賾而擬諸其形容象
其物宜是故謂之象聖人有以見天下之動而觀其
會通以行其典禮繫辭焉以斷其吉凶是故謂之爻
極天下之賾者存乎卦鼓天下之動者存乎辭
卦象本聖人之所以盡意是故夫象也者聖人有
以見天下之賾而擬諸其形容象其物宜是故謂
之象聖人有以見天下之動而觀其會通以行其
典禮繫辭焉以斷其吉凶是故謂之爻象本聖

所以象天下之賾則能窮極天下之賾而无一物之不周者惟存乎卦爻本聖人所以效天下之動則能鼓舞天下之動而使之亹亹不倦存乎爻之辭

化而裁之存乎變推而行之存乎通神而明之存乎其人默而成之不言而信存乎德行

因陰陽自然之化而裁為七八九六之數則存乎易之變易中原有變動不常者而後化裁可用也因所值之卦爻而推之行事則存乎易之通易中

原有通達无礙者而後人可推而行也若夫得卦
爻之變而不泥于變得卦爻之通而善用其通所
謂神而明之也則存乎其人苟非其人不能有此
妙用也其人豈易得哉同此卦爻之理變通之用
獨能不煩擬議而全具于已不假言說而寔體于
心則存乎平日之德行涵養純熟而後自成自信
如此也豈易及者哉

右第十二章

周易說略卷之八上

繫辭下傳

八卦成列象在其中矣因而重之爻在其中矣

此章言卦爻吉凶造化功業以明易之體用首節言卦爻所由立若云昔聖人作易自太極判而為兩儀自兩儀分而為四象自四象而復加一奇一偶純陽純陰襍陽襍陰八者之画以次而列而乾兌離震巽坎艮坤之象即在其中矣如三奇則乾之象二奇之上一偶則兌之象之類是也此只可

謂之画不可謂之爻也因此八卦之上重加八卦而爲六十四卦則有内體之貞外體之悔而六爻之位即在所重之中矣此立卦立爻之始也

剛柔相推變在其中矣繫辭焉而命之動在其中矣

此下言吉凶所由著承上文言八卦列而象已具八卦重而爻已備即是以觀但見其奇画之剛與偶画之柔交相推盪而卦爻之陰變爲陽陽變爲陰往来交錯无不見于其中矣由是變之在卦者消息與時則繫之卦辭以命一卦之吉凶變之在

爻者當否異位則係之爻辭以命一爻之吉凶而
占者所值當動之卦爻即在其中矣
蒙引云變字就卦爻上說未說到卜筮之變處
卜筮之變則下文所謂動者也愚意卦爻有一
剛復有一柔若彼此推挨而出故曰相推變即
如卦變云某卦自某卦来陽来居五陰来居二
之類皆自成卦之後兩卦相形見其若自彼来
即所謂變也○變就卦言動就著言
吉凶悔吝者生于動者也

承上文言動固在繫辭之中當蓍未設而卦爻未動吉凶悔吝亦无由而見至于揲蓍求卦之後動在何卦動在何爻而後卦爻之辭或吉或凶爲悔爲吝于是可見是吉凶悔吝生乎卦爻之動者也

蒙引此動字只是卦爻動不可以事爲言

剛柔者立本者也變通者趣時者也

承上文言吉凶悔吝固生乎動試以卦爻之動言之其成卦之始一剛一柔各有定位是剛柔乃立本者也然或剛變而通于柔柔變而通于剛所以

趨乎進極而退退極而進之時也如筮得乾則六剛爻是立卦之本或初爻當變而通於柔則趨乎姤二爻當變而通於柔則趨於同人六爻變則趨於坤之類也

吉凶者貞勝者也

承上爻剛柔變通而吉凶見矣然是吉凶二者每以相勝為常而不容並立當其吉也則有吉无凶是吉勝乎凶也當其凶也則有凶無吉是凶勝乎吉也不入乎彼必入乎此卦爻之示人惟此而已

天地之道貞觀者也日月之道貞明者也天下之動貞夫一者也

此節承上文言吉凶相勝而推其理之所以然若云吉凶之常相勝而不已者何也以物物各有其正而常之理也如天地之道其正而常者垂象以示人而已日月之道其正而常者明以照萬物而已天下之動其正而常者則惟此一理視其順逆以為吉凶而已此吉凶所以常相勝而不已也

蒙引云天地日月二句輕不過引起下句耳

夫乾確然示人易矣夫坤隤然示人簡矣

上節言卦爻吉凶此節推本卦爻之所由作若云易不外卦爻吉凶然卦爻何由而作乎今夫乾天之所以為天也其德確然至健是以理出必行氣運必達為萬物始而无阻滯常示人以易矣今夫坤地之所以為地也其德隤然至順是以因天之理因天之氣代以有終而无勞擾常示人以簡矣

蒙引云自章首至貞夫一者也是一節又自夫乾確然至情見乎辭是一節皆言卦爻吉凶也

爻也者效此者也象也者像此者也

承上文乾坤所示之理如此而易之所為爻也者不過倣此乾坤之理者也百九十二之陽爻皆一而寔皆乾之健而易也百九十二之陰爻皆二而虛皆坤之順而簡也易之所為象也者不過像此乾坤之理者也諸陽卦在內而為主者皆陽息而陰消所以象乾之易也諸陰卦在內而為主者皆陰息而陽消所以象坤之簡也

爻象動乎内吉凶見乎外功業見乎變聖人之情見

乎辭
象上言易本乾坤而有爻象則可因蓍求卦而明吉凶方其揲蓍求卦也參伍以變錯綜其數而爻象隱然變動於蓍策之內及其蓍既揲卦既成也所值之卦所值之爻分明可見而為吉為凶顯著于卦爻之外其爻象之方動乎內即所謂變也卦雖未成然既有變自有卦有卦自有占由是可以趨吉避凶事業從此而生吾人用易功業不因變而見乎至于占之吉凶卦有卦辭爻有爻辭而聖

人憂世覺民之情不見於此乎有乾坤之理而卦爻以立卦爻立而吉凶之占以明易之體用如此

天地之大德曰生聖人之大寶曰位何以守位曰仁何以聚人曰財理財正辭禁民為非曰義

夫易之理肇自天地則為造化體于聖人則為功業以造化言之天地不徒以法象大於天下也其所為大德者則曰生蓋天地以生物為心其知始作成无時或息而天地之大德在是矣能配天地者聖人之功業也而聖人之大寶則曰位蓋聖人

以參贊為心苟不得位則无以成裁成輔相之功也是位乃聖人之大寶夫是位也何以守之則曰仁民為邦本必得衆而後可以守邦也是人也何以聚之則曰財財為民天必有財而後可以養人也至若理其財使公私各得正其辭使倫理大明禁民為非使邪慝不作則曰義蓋義者裁制是非各得其宜者也義以理財則九賦九式有定制而生養遂義以正辭則大綱小紀有定訓而教化行義以禁非則五刑五罰有定法而民不犯至此而

聖人之功業可以上配乎天地矣

右第一章

古者包犧氏之王天下也仰則觀象于天俯則觀法于地觀鳥獸之文與地之宜近取諸身遠取諸物于是始作八卦以通神明之德以類萬物之情

此章言聖人畫卦之始而因及制器尚象之事若曰古者包犧氏之王天下也欲有以前民之用仰則觀日月星辰風雨露雷之象於天而稽其升沉顯晦俯則觀山川陵谷南北高深之法於地而察

其變遷往来觀鳥獸羽毛毳革之文與天地寒暑燥濕之所宜近取諸身之形體性情而知其動静慘舒遠取諸物之飛潛動植而辨其聚散生成莫不有隂陽之定體消息之迭運焉於是象其隂陽消息始作八卦凡微而神明之德默寓於天地人物中者卦與之通而无間顯而萬物之情散見於俯仰遠近間者卦與之類而不遺物理物情无不具於八卦則欲立成器以利天下舍此安取哉

蒙引云於是始作八卦八卦總六十四卦只是八卦

也故下云有十三卦之象

作結繩而為網罟以佃以漁蓋取諸離

包羲氏以民未知鮮食之利始教人結繩而為網罟以佃于山林以漁於川澤若此者蓋取諸離離象為目而網罟之兩目相承似之離德為麗物之麗於網罟者似之也

朱子曰蓋取諸等字乃模寫是恁地蓋字是个半間半界的字又曰據十三卦取象蓋取諸離亦言繩為網罟有離之象非覩離而始有此也

包犧氏沒神農氏作斲木為耜揉木為耒耒耨之利以教天下蓋取諸益

包羲氏沒神農氏作而王天下以民之未知粒食也斲木使銳而為起土之耜揉木使曲而為扶耜之耒耒耜耕種之利以教天下蓋取諸益二體皆木旣取益之象上入下動又取益之德天下之益莫大于粒食又有取於益之義

日中為市致天下之民聚天下之貨交易而退各得其所蓋取諸噬嗑

神農以民之未知有无相通也教民當日中之時而相市易招致天下之民聚集天下之貨交易而退則所乏者不至於无所取所餘者不至於无所用而各得其所矣蓋取諸噬嗑噬嗑之卦上明而下動日方中於上而人相交易於下似之且噬者市也嗑者合也亦於市合聚百物之義也

此市字是个市易之市非市井之市也

神農氏沒黄帝堯舜氏作通其變使民不倦神而化之使民宜之易窮則變變則通通則久是以自天祐

之吉无不利黄帝堯舜垂衣裳而天下治蓋取諸乾
坤
神農氏沒黄帝堯舜三聖相繼而作斯時風氣漸開人事漸煩民已厭太朴之俗而思變矣三聖則為更立新制以通其變使民懽忭鼓舞趨之而不倦焉然其所以通之者非強用智慮作為于其間也不過因其自然之變而以自然之理處之乃所謂神而化之故使天下之民相安于神化之中而以為宜此所以趨之而倦也夫天下盈虛消息之

理每到數盡時極其事必漸有更改而變時數既變則當有以通之使其咸宜可行既有以通之則人皆樂于趨向遵守而可久至于能久則天人交助是以自天祐之吉无不利也造化之理原自如此三聖通變之寔則何如三聖以向日衣皮服羽之風人漸覺其陋乃爲衣裳之制辨章采别尊卑禮義之風頓起鄙陋之俗遂變恭已无爲而天下自治所謂通其變使民不倦神而化之使民宜之者此也三聖之變化如此其于易卦蓋取諸乾坤

乎天地之變化至易至簡而元作為正相配也
刳木為舟剡木為楫舟楫之利以濟不通致遠以利
天下蓋取諸渙
以民之阻於川澤也聖人教人刳木使中虛而為
舟剡木使末銳而為楫舟楫有載物浮水之利以
濟川澤之不通致四方之遠以便利天下蓋取諸
易卦之渙渙上巽下坎木浮水上之象舟楫似之
服牛乘馬引重致遠以利天下蓋取諸隨
以民之病於陸行也聖人因牛之性順而穿其鼻

以服之因馬之性健而絡其首以乘之使之引重
載致遠道以利乎天下蓋取諸隨隨之爲卦下動
上說牛馬引其下人安處其上非隨之象乎
重門擊柝以待暴客蓋取諸豫
聖人以患之不可不防也設重門以爲固時擊柝
以相警以待暴客於未至而使之无可乘其防患
於未然蓋取諸豫卦豫備之意也
斷木爲杵掘地爲臼臼杵之利萬民以濟蓋取諸小
過

聖人以民之知粒食而未知脫粟也於是斲木為
杵掘地為臼有臼杵舂治之利而萬民賴之以濟
蓋取諸小過之下止而上動也
弦木為弧剡木為矢弧矢之利以威天下蓋取諸睽
聖人以天下不可无以威之也於是絃弦于木而
為弧剡木使利而為矢弧矢有射䟎及遠之利所
以示天下以有警備而使之畏蓋取諸睽睽者乖
異之謂也天下有乖異者必威以服之也
上古穴居而野處後世聖人易之以宮室上棟下宇

以待風雨蓋取諸大壯

上古穴居而野處後世聖人易以宮室之制上夆者有棟而下覆者有宇雖震風凌雨皆有以待之而无患其壯固安居蓋取諸大壯有壯固之意也

古之葬者厚衣之以薪葬之中野不封不樹喪期无數後世聖人易之以棺椁蓋取諸大過

古之葬者惟厚衣之以薪葬之中野而已不封一土不樹一木喪哭之期无有定數後世聖人易以棺椁則封樹之制喪期之數由此而備以為送死

大事不可不厚蓋取諸大過而為是過厚之制也
上古結繩而治後世聖人易之以書契百官以治萬
民以察蓋取諸夬
上古民淳事簡事之大小惟結繩以識之而天下
已治後世民偽日滋于是聖人易結繩以書契言
不能識者書以識之事有不能信者契以臨之由
是在百官則功罪有可考名寔有可稽而百官以
治在萬民則情偽有可審是非有可辨而萬民以
察其明白剖斷如此蓋取諸夬卦明決之意也聖

人包舉天地人物之理而作易故先聖後聖剏制
立法皆不能出于易之外也

右第二章

是故易者象也象也者像也

此章言易象與辭皆所以前民之用承上言聖人
制器尚象之事是故易者只是六十四卦三百八
十四爻之象而已而卦爻之象也者乃造化事物
之理之形似也理不可見聖人立此象以示人耳
象者朴也

後世聖人復繫之辭其繫于卦下者為彖彖者則
統論一卦之材也卦有德體象變之材善惡純駁
所具不一彖則因其材而明之也
爻者效天下之動者也
其繫于每爻之下者則倣效天下之動而為言也
天下之動進退取舍其端不一爻中皆具此理聖
人因爻之時位而一一摹倣以示人也
是故吉凶生而悔吝著也
前聖既立之象後聖復繫之辭是故吉凶本无形

而難知也而吉凶因象與辭而生矣悔吝本至微而難見也而悔吝因象與辭而著矣則示人趨避以前民用孰有備於易者乎

右第三章

陽卦多陰陰卦多陽其故何也陽卦奇陰卦耦其德行何也陽一君而二民君子之道也陰二君而一民小人之道也、

此章專論六子卦画首段言画數多寡二段言画數之所以多寡三段因画數而推及德行之不同

若云卦之多陰者宜為陰卦，卦之多陽者宜為陽卦。今震坎艮陽卦也，乃一陽二陰；巽離兌陰卦也，乃一陰二陽。此其故何也？陽卦以一奇為主而二陰從之，故多陰；陰卦以一偶為主而二陽從之，故多陽。夫卦畫之所在，即德行之所在。陽卦陰卦之德行為何如也？陽道尊貴而統陰，有君之象；陰道卑賤而從陽，有民之象。陽卦一陽二陰，其象為一君而二民，以二民而從一君，以一君而統二民，其道大而公，乃天命之正，人倫之常也，豈非君子之

道乎陰卦一陰二陽其象為二君而一民以二君而統一民以一民而從二君其道小而私於亏命則非其正于人倫則非其常豈非小人之道乎

愚嘗疑本義九陽卦皆五畫九陰卦皆四畫語一偶画豈可分為二画乎今蒙引云九陽卦以一陽爻為主九陰卦以一陰爻為主二語甚簡盡而又云一陽為一画二陰各二画未免周旋李泥及觀韓康伯注云少者多之所宗一者衆之所歸陽卦二陰故奇為之君陰卦二陽故偶

為之主與蒙引首二語合斷可從也
蒙引云二字不必限定只是兩箇二是多意故
坤為衆

右第四章

易曰憧憧往来朋從爾思子曰天下何思何慮天下
同歸而殊塗一致而百慮天下何思何慮
此章夫子偶舉十一卦十一爻之辭以釋之以見逐
爻各有意義欲學者觸類而通也易咸卦九四爻
詞曰人若憧憧然用私意于往来之間則意偏於

此必遺于彼不能无所不感唯其朋類從爾之思而所及者亦甚狭矣夫子釋之曰天下事感應之理盡之矣何用思爲何用慮爲天下感應之理之具於事物者本同歸也但事有萬殊物有萬變所行之途則各殊耳感應之理之具于人心者本一致也但所接不一事所應不一物而所裁之慮因之有百耳夫慮雖百而致則一塗雖殊而歸則同此感彼應之理一皆出於自然而不必容心于其間吾之應事接物亦惟順其自然者而已天下事

亦何用思何用慮而憧憧為哉

日往則月来月往則日来日月相推而明生焉寒往則暑来暑往則寒来寒暑相推而歳成焉往者屈也来者信也屈信相感而利生焉

試以造化觀之日往則月来月往則日来日月相推而明自生而不息焉寒往則暑来暑往則寒来寒暑相推而歳功已成焉日月寒暑之往進極而退息極而消機之屈也日月寒暑之来退極而進消極而息機之伸也其屈也所以感来者之伸其

伸也所以應往者之屈屈伸相感而明生歲成之利已不期生而自生焉造化之往来何莫非自然之理何待於思慮而後然哉

尺蠖之屈以求信也龍蛇之蟄以存身也精義入神以致用也利用安身以崇德也

試以物理觀之尺蠖必屈而後伸是尺蠖之屈乃所以求伸也龍蛇必蟄而後存是龍蛇之蟄所以存其身以待奮也物類之屈伸蟄存何莫非自然之理亦豈待於思慮哉不特此也即推之聖學亦

有自然之機焉學者精研事物之理而細微委曲无不剖晰至於妙不容言之境此用心於內也以此出而應事則見理既真萬事到前迎刃而解而處之各當非即所以致用乎學者出而應用事事合宜至於隨其身之所處而皆安此所利在外也然躬行既順則其心之所得益深所造益遠而日進於高明矣非所以崇德乎內外之間交養互發亦理之自然不待思慮者也

過此以往未之或知也窮神知化德之盛也

承上文精義利用此下學之事猶可知也過此下學思為之境而愈進而上則不容有思不容有為未有知其所以然者矣至於精義之極忘其為精義利用之極忘其為利用而於不測之神合同之化默契而無間焉乃其德盛所自致此亦感應自然之理也天下事原无容思慮易所為戒憧憧也

易曰困于石據于蒺藜入于其宮不見其妻凶子曰非所困而困焉名必辱非所據而據焉身必危既辱且危死期將至妻其可得見耶

困六三之辭曰困於石據於蒺藜入於其宮不見其妻凶夫子釋之曰凡人舉事當度彼度已如欲有所作為以圖功必度吾力之所能而後為之若其事本不易為而強用其力以至於困便是非所困而困焉必貽譏於人而名辱如欲有所憑藉以圖安必度其人之可依而後依之若其人本不足據而安欲據之便是非所據而據焉必取禍敗而身危既名辱而且身危喪亡立至妻其可得見耶

蒙引云不要用九四九二及上六来入解只解

其辭意云耳以諸爻例之如是

愚按俗講以非所困爲欲困人以成功非是允不幸之困非所自致而忽然至者正君子致命遂志之秋是乃所謂困也名何由辱非所困而困謂事本難做而又非關於分誼之不容諉乃安行取困故曰非所困而困斯乃名所由辱也

易曰公用射隼於高墉之上獲之无不利子曰隼者禽也弓矢者器也射之者人也君子藏器於身待時而動何不利之有動而不括是以出而有獲語成器

而動者也

解上六之辭曰公用射隼于高墉之上獲之无不利夫子釋之曰解上爻之辭所謂隼者射之禽也弓矢則射之器也射之者則人也夫君子懷經邦濟世之器待時之可行而行則致用者有其具何不利之有蓋人之无其器而動者必有窒礙既藏器於身而動以時則從容應變而四達不滯是以不出則已而出則有獲易所云射隼於高墉之上獲无不利者正語夫挾已成之器而動者也

隼者舍三句檃文辭指點下文之意已躍然欲出三復之得讀書之法。蒙引云或欲以罷爲除暴去害之罷愚謂不必如此拘

子曰小人不恥不仁不畏不義不見利不勸不威不懲小懲而大誡此小人之福也易曰屨校滅趾无咎此之謂也

夫子釋噬嗑初九爻曰小人不以不仁爲可恥而樂就之不以不義爲可畏而輕犯之有時爲善以利之在前也不見利則不勸矣有時懲惡以威之

而後畏也不威之則不懲矣其情狀如此則方其初萌不仁不義之時而即有威刑以懲之於不仁不義之大者因此知誡而不敢為此真小人之福也易曰屨校滅趾无咎正此小懲大誡為小人之福之謂也

善不積不足以成名惡不積不足以滅身小人以小善為无益而弗為也以小惡為无傷而弗去也故惡積而不可掩罪大而不可解易曰何校滅耳凶

夫子釋噬嗑上九之爻曰為善有成名之理若不

積則特片善耳無可稱之寔不足以成名也惡有取禍之理若不積則特小過耳無可敎之罪不足以滅身也取禍致福皆係所積如此可見善雖小而自此積之即成名之基惡雖小而自此積之即滅身之本奈何小人以小善為無益于名而弗為也以小惡為無傷於身而弗去也故其惡積之久至於彰著而不可掩其罪至於滅身之大而不可解矣易曰何校滅耳凶蓋言積惡而滅身者也

子曰危者安其位者也亡者保其存者也亂者有其

治者也是故君子安而不忘危存而不忘亡治而不
忘亂是以身安而國家可保也易曰其亡其亡繫于
苞桑
夫子釋否九五爻義曰九恃其安者未必安惟其
心常若危者則安其位之道也恃其存者未必存
惟其心常若亡者則保其存之道也恃其治者未
必治惟其心常若亂者則有其治之道也是故君
子位雖安矣常思天位難享而不忘危國雖存矣
常思社稷難保而不忘亡政已治矣常思萬幾難

理而不忌亂其所以求安圖存保治者日慎一日是以身安其位而國家久存常治而可保也否之九五當否將休之日而其心常曰其將亡乎其將亡乎即如繫於苞桑之固而常安矣蓋謂此也

子曰德薄而位尊知小而謀大力小而任重鮮不及矣易曰鼎折足覆公餗其形渥凶言不勝其任也

夫子釋鼎九四爻義曰凡人居位以德謀事以智任事以力必相稱而後無患若其德本薄也而所居之位則尊知本小也而謀天下國家之大力本

小也而任乎安危休戚之重鮮有不及于禍敗者
矣易曰鼎折足覆公餗其形渥凶蓋言才德不足
而不勝大臣之任也
子曰知幾其神乎君子上交不諂下交不瀆其知幾
乎幾者動之微吉之先見者也君子見幾而作不俟
終日易曰介于石不終日貞吉介如石焉寧用終日
斷可識矣君子知微知彰知柔知剛萬夫之望
夫子釋豫六二爻義曰人於事物之際能知其是
非之介者其明之至而神矣乎夫上交貴恭而易

至於諂下交貴和而則至於瀆其諂不諂瀆不瀆之間有幾存焉君子上交未嘗不恭也而不至於諂下交未嘗不和也而不至於瀆其即所謂知幾者乎然何以謂之幾未動之先吉凶未兆既動之後吉凶已形皆不可謂之幾也幾者一念方萌之始其動甚微而為吉為凶即于此見端雖无吉凶之形而已有吉凶之理不可不察也君子見是幾之動其為吉之先也則作而趨之其為凶之先也則作而避之不待終日而已決矣幾最難見君子

何以能然易言之矣易曰介於石不終日貞吉君
子之心安靜堅確如此石之介不爲物所動者自
不爲物所蔽其于吉凶之幾不待終日而斷然明
識矣故其于幾之所在無所不知不特上下之交
而已也知其微而用吾晦焉知其彰而用吾明焉
知其柔而用吾怯焉知其剛而用吾勇焉皆不俟
終日而定此其識超越衆人豈非萬夫之望乎
蒙引云自知幾至不俟終日是言君子知幾自
易曰至斷可識矣則重在介於石一句是言君

　子之所以知幾然後正言君子之事而贊之也
子曰顏氏之子其殆庶幾乎有不善未嘗不知知之
未嘗復行也易曰不遠无復祇悔元吉
夫子釋•復初九爻義曰純乎善而無待于復者與
道爲一之聖人也顏氏之子其殆近之乎其偶有
一不善之萌于心則省察得到未嘗不知及其知
之也則決意克去而未嘗復行察之明而去之決
此顏氏之所以庶幾也易曰不遠復无祇悔元吉
此殆足以當之

天地絪緼萬物化醇男女構精萬物化生易曰三人行則損一人一人行則得其友言致一也

夫子釋損六三爻義曰天地絪緼兩相與也萬物得氣以成形者皆漸化而凝摩男女構精兩相與也萬物之以形相嬗者皆漸化而生育兩相與而无所雜則造化生育之功于此而成況人之相與而可或雜乎易曰三人行則損一人一人行則得其友蓋言三人則情雜而亂兩則交耑而一損三為二以一合一則情義耑一無所間雜也

子曰君子安其身而後動易其心而後語定其交而後求君子修此三者故全也危以動則民不與也懼以語則民不應也无交而求則民不與也莫之與則傷之者至矣易曰莫益之或擊之立心勿恒凶

夫子釋益上九爻義曰君子將有動也必先順道以安其身而後形于動焉將有語也必先和氣以易其心而後發于語焉將有求也必先以義定其交而後有所求焉此所謂立心有常也君子脩此三者故動則必與言則必應求則必與而未嘗或

失也不然不能順道以安其身而危以動則動不合理而拂人之欲民斷乎不與也不能和氣以易其心而懼以語則言必無序而不足以感人民斷乎不應也不能以易定交而妄有所求則求者雖殷而適足啟厭民斷乎不與也此皆立心勿恒之故也至于有所動有所言有所求而皆莫之與則衆叛親離而禍敗立見傷之者必至矣易曰莫益之或擊之立心勿恒凶蓋謂此也

右第五章

子曰乾坤其易之門邪乾陽物也坤陰物也陰陽合德而剛柔有體以體天地之撰以通神明之德

此章論易畫與易辭而贊其能前民用也首節言卦畫若云伏羲之畫卦初為奇偶二畫是所謂乾坤是即六十四卦三百八十四爻之所從出其易之門邪夫乾之一畫體一而寔是陽之形質也坤之一畫體二而虛是陰之形質也此陰陽二畫相交而配合其德於是為八卦為六十四卦而卦之為剛為柔者各有其體此乾坤所以為易之門也

卦爻既画九陰陽變化之跡所謂天地之撰也皆以此體之而形容之畢肖九陰陽變化之理所謂神明之德也皆以此通之而發揮之無遺九顯而該至著之象隱而盡至微之理天下之道有外於卦画者乎

蒙引云陰陽合德德字輕看只是奇偶相交也

此條言画卦之事下條則言繫辭之事也

其稱名也雜而不越于稽其類其衰世之意耶

承上言卦爻既設而文周復繫之辭一卦有一卦

之名一爻有一爻之名或假物象或言事變其稱
名雖出不可以一律齊也而寔各有定理无少差
謬蓋萬物雖多无不出於陰陽之變文周因卦爻
陰陽之變而取夫萬物陰陽之象何謬之有餘考
卦爻所稱之事類則非上古淳質之時思慮所及
其衰世民偽日滋事變日煩之時聖人不得不憂
之深而慮之切也乎則其稱名之雜時為之也
夫易彰往而察来而微顯闡幽開而當名辨物正言
斷辞則備矣

承上文言夫易既有卦爻之辭則其中何所不備乎陰陽消息天道之已然者謂之往易皆有以彰之使不晦吉凶悔吝事之未至者謂之來易皆有以察之使前知人事之顯人以為粗迹也易則明其本於理數而微之義理之幽人多日用而不知也易則即人事為之開端以闡之名各有等易中所言君臣上下之位窮通得失之分必各當其名而名與寔稱物各有類易中所言飛潛動植服食器用之物因其情狀而取以相類各有所宜卦爻之

之下有所言爲是爲非爲得爲失皆正其言以示人而无所回互卦爻之下有其占曰吉曰凶曰利曰不利皆斷其辭以告人而无所依違凡所以窮陰陽之變而盡事物之常何一之不備乎

其稱名也小其取類也大其旨遠其辭文其言曲而中其事肆而隱因貳以濟民行以明失得之報

承上文言易无所不備而于无所不備之中又極其周密試歷舉之凡言之小者取類亦小易之稱名也或有事物之小者其取類則以形容陰陽之

變又何其大也凡旨遠者辟多晦易所藴之旨皆道德性命之微天地鬼神之奥何其遠也然其所著之辭則明白顯著又何其文也凡言之曲者未必中理易之為言喻以物態通之人情何其曲也然揆之陰陽之理又无一之不中焉凡事之可敷陳者多无深意易之叙事盡大小之迹究本末之端何其肆也然皆本之陰陽之變又何其隱而難窺也易之固至如此果何為也哉盖因民心之疑而莫决也欲有以决之而濟民之行使皆合於理

故以此明天下之事逆理而失順理而得各有其報使人知所趨避耳此文王周公所以廣先天之藴而為開物成務之書也

右第六章

易之興也其于中古乎作易者其有憂患乎

此章言易皆反身修德之事而三陳九卦以明之若云易創自伏羲夏商之季其道中微則易之係以象辭而復興也其在中古乎作易之聖人其有憂患之事乎不然何其操心危慮患深而所以反

身修德者无乎不至也

是故履德之基也謙德之柄也復德之本也恒德之固也損德之修也益德之裕也困德之辨也井德之地也巽德之制也

此節即卦名而見其為修德之事承上文云是故易著之中皆反身修德之事人之修德必以力行寔踐為先而所行之際必藉上下尊卑親疎隆殺之節文以為憑藉依據之地則易中所言之履是即德之基也行禮而无卑已下人之意則不得為

禮而德无所執易所言之謙即德之所以執持而為事上接下之定則也有以制其外又當有以養其内易所言之復善端復於内則衆善皆從此而生非德之本乎善端既復又欲其長存而不失易所言之恒則一念如是念念如是非德之固乎然存養之後又當繼之以修治擴充之力易所言損之懲忿窒慾所以盡去人欲之私而為德之修也易所言益之遷善改過所以益充其本然之善而為德之裕也人欲盡而天理純矣將於何驗之乎

能處困而亨方知其德力之至易所言之困即德之所自辨也德至可以處困則確然有定而物不能移易所言之井即德植立之地也可與立而後可與權易所言之巽即德中處事之裁制也此九者孰非反身修德處憂患之善物乎

履和而至謙尊而光復小而辨于物恒雜而不厭損先難而後易益長裕而不設困窮而通井居其所而遷巽稱而隱

此贊九德之妙若云此九卦之德其妙有可言者

禮本乎人情非強世之事固云和矣和若非其至者然一皆天理之節文人事之儀則加之錙銖則過減之毫髮則不及和也而寔至矣謙之為道畀以自牧似不尊先矣然人道惡盈而好謙萬民之所服者在此有德者終不可泯聲譽之日隆者在此雖自畀也而寔尊且先矣物之小者易為物所蔽復僅一念之善雖小也而人欲終不得而亂之何其明辨於衆物之中也處雜者易自厭其德而失守恒則常德自如處於紛華轇轕之地而不至

搖於外而起厭倦之心事之難易不一類也損之懲忿窒欲摧伏其勝氣力奪其艷心豈不甚難然克治既深久則漸熟而安之初間難難而後則易矣凡事之增加者多出於強設也益之遷善改過日日充長以至寛裕然不過去其所本無還其所本有何曾有外索而添設者乎窮者未必能通困卦之德身雖困而道則亨窮者其身也而通者其道矣居其所者未必能及物也井之為德義理自安居其所矣然能隨感而應運用不窮不又然遷

乎九稱量乎物者多有稱量之迹與以入事之中而酌其宜義由中出其所以裁制酌量之妙有非人之所能窺者其稱也不亦隱乎九卦之德之妙如此此其所以切於人之德而可著於用也

履以和行謙以制禮復以自知恒以一德損以遠害益以興利困以寡怨井以辨義巽以行權

此節言九德之用承上文言履惟其和而至也則可用之以和行九事依禮而行則無所乖戾而行已當矣謙惟其尊而光也故可以制禮制節謹度

而不放逸則禮由我行而无失節矣復惟其小而
辨于物也則獨知之地可以自驗其善端之存而
不容或昧恒惟其雜而不厭也則可以一其所復
之善而无二三之私損惟其先難而後易也則致
禍敗德之害可自此而遠益惟其長裕而不設也
則日進高明之利可自此而興困惟其窮而通也
則患難貧賤无入而不自得而天人之怨以寡井
惟居其所而遷也則安而能慮事物之來可以審
其為是為非而皆當巽惟其稱而隱也則凡事祛

優游以入不必拘于成跡而自有以適其輕重之宜人能反身脩德如此尚何憂患之不可免乎

右第七章

易之為書也不可遠為道也屢遷變動不居周流六虛上下无常剛柔相易不可為典要唯變所適

此章言易之切于人而望人之體易也易書字兼卦爻與辭而言自為道屢遷至唯變所適皆言卦爻之變而辭亦隨之自出入以度至如臨父母皆指辭而言然辭者皆變之所為也總見易之不可

遠夫子説易之為書也有畫有辭人所當擬議以成變化者不可忽忌而遠之也蓋以易之為道屢遷而不可執一求也其為屢遷者何如卦爻之陰陽一變一動初无定居周流于卦中六爻之虛位或自上而下或自下而上而无常或剛變為柔或柔變為剛而相易其剛柔上下皆不可為一定之則惟隨其變之所趨而已其屢遷如此所以能體事而无不在體物而不可遺也

其出入以度外内使知懼

承上云易因象係辭辭之所言皆利用出入之事其言出入必以事理當然之度使人出而在外入而在内皆知度不可違而凜然戒懼不敢安為焉

又明于憂患與故无有師保如臨父母

不特此也又于出入以度之中九遇憂患更加諄切明告于人與其所以致憂患之故使人于内外之際慄慄然畏懼雖无師保以訓戒之常若父母之臨于其上易之切于人若此如之何其可遠也

初率其辭而揆其方既有典常苟非其人道不虛行

承上文云易不可遠如此學者若初循其辭而揆度其理則一卦有一卦之定理一爻有一爻之定理既有典常而可守矣然理雖有定苟非其人能率辟度理而見之行事則是理之在易者不能以自行所謂神而明之存乎其人也可見易之為書固不可遠而不遠乎易者則存乎人也

蒙引云不可為典要通六十四卦三百八十四爻言也既有典常析各卦各爻而言也不必謂向无典常而今方有典常。諸解多云以變言

之而不可為典要以辭言之則有典常似未要

右第八章

易之為書也原始要終以為質也六爻相雜唯其時物也

此章專論爻畫以示人若云易之為書也原一畫之始要六畫之終以為全體者也卦必六爻備而後成質此六爻也有以陽居陰位者有以陰居陽位者交相錯雜唯六爻隨時所值陰陽之物而已其時所值之物不同此六爻之所以相雜也

蒙引云原字要字不用十分重看只是有始无終不成卦必無始終方成卦耳

其初難知其上易知本末也初辭擬之卒成之終

六爻固惟其時物然其辭義之難易詳略不能无辨初爻之義今欲知之則覺難上爻之義今欲知之則覺易何也初在卦始卦之本也本則一卦之質未成而其義尚隱故難知上在卦終卦之末也末則一卦之質已備而其義大著故易知初惟難知故聖人當繫初爻之辭必擬議其為何象嘗閱

何占而後係之以辭上惟易知故聖人繫上爻之辭不過因初爻之象與占而卒要其成於終而已

若夫雜物撰德辨是與非則非其中爻不備

承上云初上二爻之辭如此若夫雜陳天地閒一切事物而撰述其所以然之德物有淑慝德有邪正悉辨其是與非而不淆則非中四爻不能備矣

蒙引云自其初難知至不備以六爻之辭言也其原始要終唯其時物特以卦爻言未有辭在

噫亦要存亡吉凶則居可知矣知者觀其象辭則思

過半矣

承上云卦有初上本末之詳又有中爻物德之備天下之理具矣因嗟歎曰人若有欲知天道之存亾人事之吉凶者亦據六爻所備而觀象玩辭觀變玩占以究其消息之機得失之報則存亾吉凶居然可知而不勞餘力矣然在知者又不必備求之各爻也只觀其彖辭而所謂存亾吉凶之理已思過其半矣知者不可多得六爻安可以不備乎

二與四同功而異位其善不同二多譽四多懼近也

柔之為道不利遠者其要无咎其用柔中也此與下節復論中爻之同而異若云卦之理固非中爻不備然中有其所同亦有其所異不可不辨也二之與四皆陰爻同能為柔順之功也而二居下體四居上體其位異矣惟其位異故其善亦不同二之善在多譽四之善在多懼四之所以多懼者以其近于君而有凌逼之嫌也然柔之為道非得陽以為之依附則無以自立亦不利於遠也而二乃大要得无咎而有譽者何也以位柔而居中

故也柔而能中所謂柔嘉維則臣道之純者雖遠

而无不利矣

蒙引云此柔字不可主六字言通此一條皆不

可說出六字只據二四之位言若九二九四亦

如此論三五亦然故其末乃云其柔危其剛勝

耶可見上文全據位而言也

三與五同功而異位三多凶五多功貴賤之等也其

柔危其剛勝耶

三之與五皆陽爻同能為剛健之功也而三居下

凶之上五居上體之中其位異矣然在三則多凶在五則多功此何以故以五居君位而貴貴則可以有為三居臣位而賤賤則難以自專也若論處此位之道三之與五大抵皆以柔居之則委靡不振不稱其位而危以剛居之則沉毅有為乃足以勝其位而无難也二之與四三之與五其或同或異者如此此又中四爻之大凡也

右第九章

易之為書也廣大悉備有天道焉有人道焉有地道

焉兼三才而兩之故六六者非他也三才之道也

此章總是賛易道之廣大悉備而及其所有之名若云易之為書也統言之則廣大析言之則悉備何以見之且據八卦言之卦有三畫上一畫象天則天道也中一畫象人則人道也下一畫象地則地道也方易之小成已具有三才矣然猶未也聖人又因八卦而重為六十四卦兼此天地人之三才而加一倍焉是兩之也兩之故有六畫其六畫者非他也亦不過是三才之道也三才之道皆具

于易如此易之廣大悉備何如乎
道有變動故曰爻爻有等故曰物物相雜故曰文文
不當故吉凶生焉
承上文言易惟備三才之道則六畫皆道所在也
是道也何以謂之爻以一畫自爲一義變動而不
可拘故曰爻爻者從其交變而得名也爻何以謂
之物以爻有遠近貴賤之等差故曰物物者從其
不齊之質而名之也物何以謂之文是物也剛柔
之位相間而立故曰文文者從其錯雜而名之也

然文有當有不當有以剛居剛以柔居柔而謂之當者亦有以剛居柔以柔居剛而謂之當者有以剛居柔以柔居剛而謂之不當者亦有以剛居剛以柔居柔而謂之不當者此則吉凶之所由以生也爻也物也文也吉凶也要皆三才之道之所顯著也其廣大悉備不愈明乎

爻物文都就爻位説文不當句方兼九六説當不當只是或得或失不可拘剛居剛柔居柔也

右第十章

易之興也其當殷之末世周之盛德邪當文王與紂之事邪是故其辭危危者使平易者使傾其道甚大百物不廢懼以終始其要无咎此之謂易之道也

此章原易所由興而因以見聖人之情若云易之復興也于何時乎其當殷之末世與周之盛德邪當文王與紂爲君臣之事耶以文王之聖親值末世之事而作易是故其辭多戒懼警惕之意九辭中之所言以危居心者必因其戰懼而使之平安以易居心者必因其安肆而使之傾覆此危平易

傾之道甚大而無不該九百有事平者必出於危傾者必出於易未有能廢之者也欲何為哉不過使人懼於始懼于終終始一於懼而不敢少有漫易之心所言危者固欲人懼以承之所言易者亦欲人懼以改之大要使人有平無傾歸于无咎而已易之憂世覺民其道固如此其切於人何如哉

右第十一章

夫乾天下之至健也德行恒易以知險夫坤天下之至順也德行恒簡以知阻

此承上章言聖人處憂患不假卜筮而知吉凶旣
具作易之本遂作易使人卜筮亦有以知乎吉凶
也若云夫聖人有純乎乾者其性情誠天下之至
健也故其德之見於行者遇事必為而無沾滯固
恒易矣然非一於易而忽天下之事也其於危機
所伏即知其為險而不輕進焉聖人有純乎坤者
其性情誠天下之至順也故其德之見於行者行
所無事而无紛擾固恒簡矣簡誠足以順應天下
之事也其于困厄所臨更能知其為阻而不輕冒

焉知險知阻如此所以無易者之傾也

能說諸心能研諸侯之慮定天下之吉凶成天下之亹亹者

夫至健至順者之知險知阻誠以其平日心與理合而能說諸心及其臨事即以所說之理再加詳審而研諸慮所以能定天下之吉凶其為險阻與非險阻無不前知也又能成天下之亹亹於險阻者則避之於非險阻者則趨之力行而不已也

本義分屬乾坤覺未安蒙引云合乾坤而同一

道當從本義又以下二句分承上二句亦以渾
講爲妥

是故變化云爲吉事有祥象事知器占事知來

聖人之說心研慮而能前知者不過本乎理之自
然者以知之而已是故理在天道則爲變化如日
月星辰寒暑風雨之屬有消息之不同在人事則
爲云爲凡進退出處語默酬酢之屬有得失之不
一此理之甚顯者也天道人事之將有吉事也必
有休美之徵兆於其先推之凶事无不皆然此理

之甚微者也總之一理而巳吉凶之一定者謂之器聖人即變化云為以象事則其事理之一定者可以知矣其知以藏往者如此吉凶之未至者謂之来聖人即吉事有祥以占事則其事應之未至者可以知矣其神以知来者如此此其所以知險知阻定吉凶而成亹亹也

天地設位聖人成能人謀鬼謀百姓與能

聖人不假卜筮知器知来如此此豈可概求之百姓乎于是乎易不能无作矣天位乎上地位乎下

而易之理具于其中然無心之化難以遍諭也聖人作為易書明天地之理以示人以贊成其能由是人之吉凶未決者既盡人謀以定是非又因蓍策以盡鬼謀而審趨避則百姓之愚皆能知吉凶成亹亹而與乎聖人知彊知來之能矣

八卦以象告爻彖以情言剛柔雜居而吉凶可見矣

所謂聖人成能百姓與能者如何易理之在天地百姓不得而知也伏羲作為八卦乃以天道人事吉凶之象明告乎人者也尚未有辭也文王周公

作為爻象之辭則以八卦之情歎而為言者也既告之以象復詳言其情今即易書以觀為柔為剛錯雜而居有時位之得者有時位之不得者而吉凶不昭然可見矣乎

變動以利言吉凶以情遷是故愛惡相攻而吉凶生遠近相取而悔吝生情偽相感而利害生凡易之情近而不相得則凶或害之悔且吝

承上文象辭備而易之體以立易之為用可得而詳矣其揲蓍求卦自四營至十有八變所謂變動

也變動之始尚未有言也然由此而成文定象九所以推明趨避之利而示人以言者即在其中矣故曰變動以利言至于變動之後其所遇之占有吉有凶皆因卦爻之情有向于得者有向于失者占辭隨之而為吉凶吉凶非以情遷乎是故卦爻之情有相愛者有相惡者愛惡相攻而吉凶由此而生矣卦爻之情有宜在近而反遠者則病其疎有宜在遠而反近者則病其逼遠近相取而悔吝由此而生矣卦爻之情有以情相感者有以僞相

感者情偽相感而利害從此而生矣大抵凡易之情近而相得者為貴不相得而遠者亦无害惟是其位既近而又不相愛而相惡焉不以情而以偽焉其不相得如此必至于凶而又有害而悔且吝矣所謂吉凶以情遷者如此此聖人成能之事而百姓之所以可以與能也

將叛者其辭慚中心疑者其辭枝吉人之辭寡躁人之辭多誣善之人其辭游失其守者其辭屈

所謂以情遷者不特卦爻之詞在人之詞亦有之

人言皆本于心如其人之將背義棄信而叛也心有所愧則其詞必慚其中有所疑也心无定主則其詞必枝有德之吉人其心常靜故時然後言而其詞寡无德之躁人其心常動故不擇而發而其詞多欲誣善類之人則必捃摭失寔而失之游自失所守之人則氣先自餒而其詞屈人之詞因情遷如此卦爻之詞亦以卦爻之情而遷不猶是乎

舊說失守欠明今斷作敗節者說

右第十二章

周易說略卷之八下

說卦傳

孔氏曰說卦者陳說八卦之德業變化及法象所為也。愚按傳字宋儒呂氏所益費氏王氏本尚无之繫詞文言序卦雜卦皆然

昔者聖人之作易也幽贊于神明而生蓍參天兩地而倚數觀變于陰陽而立卦發揮于剛柔而生爻和順于道德而理于義窮理盡性以至于命

此章言聖人作易之事而因究其極功若云昔者

聖人之作易也有蓍數有卦爻天下之道盡此矣然蓍何由而生本聖人王道大行天下和平有以幽贊于天地之化育於是和氣充塞而生蓍之神物是蓍也所以為求卦之用也然蓍卦之數何由而起天體圓圓者一而圍三三各一奇是天數本三從而定其為三是為參天地體方方者一而圍四四合二偶是地數本二從而定其為二是為兩地而揲蓍七八九六之數皆倚此而起三奇則三三而為九三偶則三二而為六二老之數倚此起

矣兩二一三則為七兩三一二則為八二少之數
倚此起矣聖人既參天兩地而倚數於是用以求
卦於十有八變之後統而觀之為陰画者有幾為
陽画者有幾而卦體以立矣卦既成於其中又逐
一考其何者為太剛太柔何者為少剛少柔而蓍
揮之極其明巻則當動之爻於是以生矣夫聖人
作易聲蓍之生起蓍之數卦因以立爻因以生是
故凡吉凶消息之理進退存亡之道為人所共由
所同得者皆一一模寫出來而无所乖拂是和順

於道德也而於其中何者為吉為凶何者為存為
亡又隨在各有條理是理於義也但見天下事物
之理皆於此析之甚精而无一之不窮天下人物
之性皆由此各得其宜而无一之不精盡理也性
也皆天命也窮之盡之而極其至則於天命之本
然脗合而无間矣聖人作易之功何其大哉
觀變卽觀十有八變朱子小字亦曾主觀陰陽
之變不主蓍數或是未定之說

右第一章

昔者聖人之作易也將以順性命之理是以立天之道曰陰與陽立地之道曰柔與剛立人之道曰仁與義兼三才而兩之故易六畫而成卦分陰分陽迭用柔剛故易六位而成章

此即卦画以明易道之大若云昔者聖人之作易也蓋以理一也其凝成者謂之性其流行者謂之命將依此理之本然而模出以示人也是故立天之道曰陰與陽一陰一陽運行而不息者天之所以為天也立地之道曰柔與剛為剛為柔相因而

无窮者地之所以為地也立人之道曰仁與義居仁由義體用之交盡者人之所以為人也是皆所謂性命之理也夫此性命之理原通三才而兩之陰陽具而後天道成剛柔具而後天地道備仁義足而後人道全皆兩而成化故易六画而後成卦亦兩其三才以順之也夫此性命之理其為陰為陽界限其明而不亂其或剛或柔相承迭運而不息故易之六位陰陽相間剛柔迭出而成文章亦以順其陰陽之分剛柔之運也即爻畫觀之而易

道之大不可見乎
右據蒙引演講時人多遵本義説兼三才而兩之句及分陰分陽迭用柔剛句都就聖人作易説云三才之理如此在三画已具聖人欲兼此三才而兩之自三画之卦重為六画而後為貞為悔卦體以成自六画而細觀之二四六陰也一三五陽也是分陰分陽一之剛二之柔三之剛四之柔五之剛六之柔相間迭用是迭用柔剛故易六位之間奇偶錯綜燦然成章似不如

蔡說文順理長但其本自朱子難遷更也

右第二章

天地定位山澤通氣雷風相薄水火不相射八卦相錯

此明伏羲卦位所謂先天之學也若云昔伏羲始畫八卦乾一兑二離三震四巽五坎六艮七坤八此是橫圖乃作易之原本也為其无以象渾天之形陰陽消息之數也故取此橫圖規為圓圖今觀其位乾居南而坤居北非天地定位乎艮居西北

而兑居東南非山澤通氣乎震居東北而巽居西南非雷風相薄乎坎居西而離居東非水火不相射乎此圓圖八卦對待之位也由是而八卦交相錯綜六十四卦從此成矣

數往者順知來者逆是故易逆數也

伏羲以此六十四卦規而圓之以象天道之流行震離兑乾列之于左巽坎艮坤列之于右夫列于左者自震四而離三兑二以至乾一皆進而得其已生之卦是數既往者也數往則无推測之勞不

亦順乎列於右者自巽五而坎六艮七以至坤八皆退而得其未生之卦是知將來者也知來則假推究之力不亦逆乎即圓圖觀之固有順逆之辨矣然此乃卦氣之所以運而非卦畫之所以成也若遡其成卦之序則必始于乾一而兌二離三震四巽五坎六艮七以至坤八无一而非逆數也夫卦氣之所以運者從易卦既成之後而取以為象者也卦畫之所以成者乃易卦生生自然之序而易書之宗祖也

右第三章

雷以動之風以散之雨以潤之日以晅之艮以止之兌以説之乾以君之坤以藏之

此章論伏羲方圖之合於造化也若云伏羲既以六十四卦規為圓圖復以六十四卦積為方圖震巽居中巽居左而向于東南震居右而向于西北震之象為雷巽之象為風是當物之始生雷以動乎物而發其生意巽以散乎物而解其鬱結也次巽者坎次震者離坎之象為雨離之象為日是當

物之流行雨以潤乎物物由是而滋長也日以晅乎物物由是而蕃榮也次坎者艮次離者兑艮之義為止兑之義為説是物之告成艮以止乎物而物之生意由是而收歛也兑以説乎物使物各得其所而欣暢也次乎兑而極於西北者乾也次乎艮而極於東南者坤也乾於物无所不統是君之也雷之動風之散雨之潤日之晅艮之止兑之説皆乾之一職也坤於物無所不容是藏之也則夫雷之動風之散雨之潤日之晅艮之止兑之説皆

包容於其中而乘時以出也是一圖位之間而寓造化生成之妙如此

右第四章

帝出乎震齊乎巽相見乎離致役乎坤說言乎兌戰乎乾勞乎坎成言乎艮

此章言後天之易若云昔伏羲卦位以對待為體文王取八卦而更置之起于震終于艮當一歲之運而造化流行之序于此可見矣夫造化流行必有為之主者所謂帝也帝有出入其神妙不可測

而皆寓於後天八卦之位帝之方出氣之自靜而動也而出則自震化機之蕻蕻于是矣自出而齊氣之由見端而畢達也而齊則於巽化機之暢暢於是矣既齊之後而蕻育明盛昭著者是為相見而相見則在乎離相見之後竭盡其涵育培養之力是為致役而致役則在乎坤此帝自出而入之始也既致役矣則化機始歛而飽滿欣歡惟在乎兌為然是說於兌也既說矣而肅殺嚴凝之氣與生育長養之氣争勝而不已是戰也此其在乾為

然由是化機盡斂寧靜休息是之為勞而坎則其
勞之地也休息之久而保合既至生育收藏之功
於是无一之或遺而成矣而成則在乎艮此又帝
自入而出之漸也
蒙引曰帝者天之主宰究亦无他只是氣機耳
又曰後天乾坤乃偏言之乾坤與六子同例者
也統之以帝矣
萬物出乎震震東方也齊乎巽巽東南也齊也者言
萬物之潔齊也離也者明也萬物皆相見南方之卦

也聖人南面而聽天下嚮明而治蓋取諸此也坤也者地也萬物皆致養焉故曰致役乎坤兌正秋也萬物之所說也故曰說言乎兌戰乎乾乾西北之卦也言陰陽相薄也坎者水也正北方之卦也勞卦也萬物之所歸也故曰勞乎坎艮東北之卦也萬物之所成終而所成始也故曰成言乎艮

夫帝之出入不可見也所可見者萬物之隨帝以出入耳萬物之出也出於震震東方之卦也於時為正春萬物發生之時也物既出矣由是而齊於

巽巽東南方之卦於時為春夏之交故物之前此未齊者至此而齊齊也者蓋言物之生意畢達鮮潔整齊非復向之始出而未伸也離也者明之謂也於時為正夏萬物至此形形色色无不昭然相見見則明矣蓋離乃南方之卦南方明之地也焉者古聖人南面以聽天下向乎明而治蓋有取於南方之離也次離者坤坤之為卦地之象也位居西南而當夏秋之交土旺之時萬物至此皆盡其涵養之力以向於寔觀物之致役而知帝之致役

故曰致役乎坤次坤者兑兑位西方正秋之時也萬物生意已足收斂充寔皆有油然暢適之意觀物之悦而知帝之悦故曰悦言乎兑所謂戰乎乾者乾西北方之卦當秋冬之交陽衰陰盛生養之氣與肅殺之氣互進互退而交相迫擊也物之當此氣者亦有所戰而不決矣坎者水象而位北正北方之卦也在八卦之中此為安慰休息之卦也以其時當正冬萬物保合太和乃其歸宿之地也觀物之勞而知帝之勞故曰勞乎坎予於艮者則

東北方之卦也于時為冬春之交今歲之生意至此而終來歲之生意又從此而起是乃萬物之所成終而所成始也萬物之成一帝之成矣故曰成言乎艮此動靜之所以无端陰陽之所以无始也造化之流行皆見於八卦者如此後天之學於是為至矣

數故曰字正借萬物之出入以明帝之出入八卦或言位或言時互見耳單言時處當貼入位說單言位處當貼入時說其言德言象亦是舉

一例餘然不必增入以此章言氣機流行重在
時與位也

右第五章

神也者妙萬物而為言者也動萬物者莫疾乎雷橈萬物者莫疾乎風燥萬物者莫熯乎火說萬物者莫說乎澤潤萬物者莫潤乎水終萬物始萬物者莫盛乎艮故水火相逮雷風不相悖山澤通氣然後能變化既成萬物也

此章合先後天而總言之以見其相需為用也若

云以主宰而言則謂之帝自其不測而言則謂之神神也者无在而无不在无為而无不為不離於物之外而寔不滯於物之中乃妙萬物而為言者也試以後天六子分治之用言之物必動而後生動萬物者莫疾乎雷物必橈而其生始暢橈萬物者莫疾乎風物必燥而後蕃榮燥萬物者莫熯乎火物必說而後生意暢滿說萬物者莫說乎澤之浸灌物必潤而後滋長不窮潤萬物者莫潤乎水之沾濡物之斂藏為終肇端為始而終萬物始萬

物者莫盛乎艮當出入之際貞元之交可以成終而成始也六子之用何一而非神之所爲乎陰陽之變化成物如此使其不得所偶則獨陽不生獨陰不成非先有交合之體无以有分治之用故必如先天所列水與火爲偶雷與風爲偶而不相悖山與澤爲偶而相逮而通氣然後陰變陽化凡所以動之橈之燥之說之潤之終始之者無不各盡其用而萬物皆得成遂也可見後天之易與先天之易相爲終始缺一不可矣

丘氏曰序六子之用不及乾坤者六子之用皆
乾坤之為也五卦皆言象而艮不言者終始萬
物義不係于山也
蒙引于此章言分治又言流行畢竟主分治是
若言流行之序則斷不去乾坤且以潤萬物當
冬月藏閉之義可乎
右第六章
乾健也坤順也震動也巽入也坎陷也離麗也艮止
也兌說也

此言八卦之性情即所謂卦德也若云八卦各有其性情乾三画皆奇為陽之純其静也專而不可亂其動也直而不可撓誠見其為健也坤三畫皆偶為陰之純静則翕而無為動則闢而不擾誠見其為順也得乾之初而為震一陽生于二陰之下而不受制於陰存之為能奮之材而發之為振作之用性情之能動者也得坤之初而為巽一陰伏於二陽之下而不與之抗是其體圓沉潛而其用亦婉轉也性情之能入者也坎以一陽在二陰之

間為陰所溺而不能自拔則陷而已離以一陰在二陽之中安于依附而不敢獨運則麗而已艮以陽居陰上則勢極而不復動其性情務為鎮定而止也兌以陰居陽上則意得而情見于外其性情務自愉快而說也八卦之性情如此此易所以能通神明之德也乎

右第七章

乾為馬坤為牛震為龍巽為雞坎為豕離為雉艮為狗兌為羊

此言八卦之象乎物若云八卦於物類各有其似乾數奇而德健馬蹄圓而致遠是乾為馬也坤數偶而性順牛蹄拆而馴伏以引重是坤為牛也震陽動陰下龍以動奮之身而靜息于地勢重陰之下是震為龍也巽陰伏陽下雞以入伏之身而出聲于天氣重陽之内是巽為雞也坎外柔内剛豕外汙濁而内剛躁象之離外剛内柔雉外文明而内柔怯象之艮以一陽止于二陰之上外剛能止物而内柔媚者狗也故艮為狗兑以一陰說於二

陽之外外柔說而內剛狠者羊也故兌為羊八卦之象遠取諸物而无不合有如此

本義遠取諸物近取諸身雖用古者包犧氏章成語然與彼處不同彼是作八卦時事此是于八卦既成之後見卦有此象也本之蒙引

右第八章

乾為首坤為腹震為足巽為股坎為耳離為目艮為手兌為口

此言八卦之象近取諸身而得之者若云八卦之

象不持在物也其在身亦有然者乾積陽在上而覆物者則會諸陽尊而在上也非乾為首乎坤積陰在下而載物腹則藏諸陰廣而有容也非坤為腹乎震陽動于下足則在下能動震為足也巽陰偶居下股則兩垂而下巽為股也坎陽陷陰中耳輪内陷陽在内而聰者似之離陰麗陽中目睛外附陽在外而明者似之艮陽止于上手剛而在前艮之與手為類也兑陰拆于上口開于上兑之與口為類也八卦之象近取諸身而无不合又如此

右第九章

乾天也故稱乎父坤地也故稱乎母震一索而得男故謂之長男巽一索而得女故謂之長女坎再索而得男故謂之中男離再索而得女故謂之中女艮三索而得男故謂之少男兌三索而得女故謂之少女此八卦之象取諸人倫者也若云乾何以謂之父蓋以乾純陽至健乃天也天者物所資始有父道焉故稱乎父坤何以謂之母蓋以坤純陰至順乃地也地者物所資生有母道焉故稱乎母至於震

巽坎離艮兑何以有男女長中少之稱蓋震之為
卦是坤初索於乾而得乾之初画得画在諸陽之
先故謂之長男巽之為卦是乾初索于坤而得坤
之初畫得畫在諸陰之先故謂之長女坎之為卦
是坤再索于乾而得乾之中画所得者陽之中故
謂之中男離之為卦是乾再索於坤而得坤之中
畫所得者陰之中故謂之中女艮之為卦是坤三
索于乾而得乾之第三画所得者陽之最後故謂
之少男兑之為卦是乾三索于坤而得坤之第三

画所得者陰之最後故謂之少女乾坤者大父母也而六子則以所得之陰陽分為男女以所得之先後為之次第八卦之象不求之人倫而有合哉此據近說而衍之者朱子小註云乾求于坤而得震坎艮坤求于乾而得巽離兌與此相反私心覺其未安故斷從此

右第十章

乾為天為圜為君為父為玉為金為寒為冰為大赤為良馬為老馬為瘠馬為駁馬為木果

此廣八卦之象自乾之象廣之乾純陽至健故爲天陽體圜而動故爲圜以圜之爲物體圓而動也尊而宰物无所不統故爲君資始萬物故爲父陽德純粹故爲玉陽德堅剛故爲金後天之位乾居西北嚴凝之方故爲寒爲氷乾爲盛陽大赤者盛陽之色也乾健而物之健者莫如馬自陽德之純言之則爲良馬自老陽言之則爲老馬其純剛而无柔則爲瘠馬之多骨而无肉其健而至猛則爲駁馬之鋸齒而食虎豹圜而在上則爲木果

時說講為圜多云天體圓而動乾既為天故又為圜以象天之體象天之運稍覺亭合故不從若作應試文不妨從俗

漢書從諫若轉圜則圜乃圓而能轉之物又錢名圜法

坤為地為母為布為釜為吝嗇為均為子母牛為大輿為文為衆為柄其于地也為黑

自坤之衆廣之坤至順而在下故為地萬物資生故為母柔而平廣故為布以布之質柔而平廣也

以其虚而容物故為釜坤靜翕而不施人性之吝嗇者似之坤動闢而至廣人事之均平者似之以質本純陰順而又順故為子母牛所載者廣故為大輿三畫皆偶故為文偶画至多故為衆在下而能承物故為柄柄者承物者也坤為極陰故于土色之中又為黑極陰之色也

布或作錢布固不似其作展布說亦與為均相近只取作文之便○布即布帛之布○均或作均恵說似偏

震為雷為龍為玄黃為旉為大塗為長子為決躁為
蒼筤竹為萑葦其于馬也為善鳴為馵足為作足為
的顙其于稼也為反生其究為健為蕃鮮
自震之象廣之震以一陽動于二陰之下其象為
雷以雷者陽在陰内奮擊而成也為龍龍以動奮
之身靜息于地勢重陰之下也乾坤始交而為震
故于色為玄黃兼天地之色也陽氣始施故在人
事為旉而方有作為陽上進而前陰兩開无礙故
為大塗大塗通衢之路也一索而得男則為長子

陽動而銳則為剛決急躁而所為必果震東方之卦其色蒼故為蒼筤竹筤若竹之筍也震體下寔而上虛萑葦下本寔而上榦虛故似之其于馬也則為善鳴陽氣在內開口出聲震二陽在下二陰上開之象也為馵足一足懸起為作足四足俱動皆陽動於下之象也為的顙的白也陰色也陰在於上震亦二陰在上故似之其於稼也為反生以剛動於下反生者萌自下也陽長必終於乾故其究為健健以德言至於健則盛陽矣而生物必盛

故為蕃鮮蕃鮮草木之美盛也
巽為木為風為長女為繩直為工為白為長為高為進退為不果為臭其于人也為寡髮為廣顙為多白眼為近利市三倍其究為躁卦
自巽之象廣之巽之為卦一陰伏入而陽上盛其象為木木根下入而枝葉上盛也為風風者氣之善入者也為長女一索而得女也糾木之曲而取直則有繩引繩之直以制木則有工巽者德之制故在器則為繩直而在人則為木工為白少陰之

色也爲長風之行至遠也爲高木自下而上升也
一陰槃旋於二陽之下懦而不決故爲進退爲不
果陰伏於下氣欝不散故爲臭其於人也爲寡髮
陽氣上盛陰血不升也爲廣顙陽上盛也爲多白
眼離目上下白而黑居中巽則上中白而黑反居
下故多白也爲近利市三倍陽主義陰主利巽陰
爲主於内而又善入故其人爲近利而所市獲三
倍也其究躁卦震爲决躁巽三画皆變則爲震矣
進退者且進且退也○髮血之餘血爲陰

坎為水為溝瀆為隱伏為矯輮為弓輪其于人也為加憂為心病為耳痛為血卦為赤其于馬也為美脊為亟心為下首為薄蹄為曳其于輿也為多眚為通為月為盜其于木也為堅多心

自坎之象廣之坎卦陽陷陰中內明外暗其象為水水內明而能陷物也坎水流而不盈故為溝瀆溝瀆行水而不盈也為隱伏陽匿陰中也為矯輮陽在陰中抑而能制也矯曲者使之直輮直者使之曲皆抑制之也為弓輪二器皆矯輮所成也其

於人也為加憂陽陷陰中不得寧也為心病為耳痛心耳皆以虛為體坎中實則為病為痛矣為血卦血之在形如水在天地間故為血卦以得乾中画之陽故為赤與乾同色也其於馬也為美脊陽在中也三画之卦上為馬顙下為馬足中為脊為亟心剛躁在中也以上画柔故為下首以下画柔故為薄蹄又為足曳其於輿也為多眚坎為險陷在輿斯為多眚矣為通一陽居中而上下皆虛所謂水流而不盈者人事亨通之象也故為通為月

月者水之積也為盗陽匿陰中而能陷物也其於木也為堅多心陽卦故為堅陽在中故為多心也險陷者車之災也

先天坎位西月亦生於西

離為火為日為電為中女為甲胄為戈兵其于人也為大腹為乾卦為鼈為蟹為蠃為蚌為龜其于木也為科上槁

自離之象廣之離明也故為火為日為電三者皆天地間之至明者也為中女再索得女也為甲胄

外畫之剛象其外堅爲戈兵離火之性象其上銳其于人也爲大腹象其中虛也火性熯燥故爲乾而无潤澤者也卦外剛而內柔故爲鱉爲蟹爲蠃爲蚌爲龜中虛而乾故其於木也爲中空而上槁蔡節齋云內暗外明者火與日離內陰外陽故爲火爲日不如此直捷亦不可不知

艮爲山爲徑路爲小石爲門闕爲果蓏爲閽寺爲指爲狗爲鼠爲黔喙之屬其于木也爲堅多節

艮之象廣之艮以一陽隆起坤地之上又止下

極而不進故為山之象以一陽橫亘二陰之上為
徑路之象艮陽剛至小故為小石上画連亘下二
画雙峙而虛有似乎門闕故為門闕陽在上而寔
故為木之果草之蓏皆剛在上小而寔者也閽寺
心物之安出入者也艮之德止故為閽寺為指指
者人身之剛而止物者也為狗狗亦外剛而能止
物也為鼠亦以前剛也為黔喙之屬凡鳥獸之剛
喙能食生物者其喙多黑皆剛在前也其於木也
為堅多節坎陽在内故堅多心艮剛在外故堅多

節

兊為澤為少女為巫為口舌為毀折為附决其于地也為剛鹵為妾為羊

自兊之象廣之兊說也說萬物者莫如澤又其卦為坎水而塞其下流之象故為澤三索而得兊故為少女兊既為說而又上拆為口故為以言語說神之巫與夫悦人之口舌為毀折兊於時為秋金氣始殺條枯寔落也為附决一陰在上𠕋柔附於剛剛盛上進勢必决柔故在人事為小人附巳而

已能决之之象也其於地也為剛鹵下土堅硬而其上鹵濕二陽在下一陰在上之象也為妾陰之少賤者也為羊内狠而外説也

右第十一章

序卦傳

程子曰韓康伯謂序卦非易之藴此不合道。

朱子曰先儒以為非聖人之藴某以為非聖人之精則可謂非易之藴則不可周子分精與藴字甚分明序卦却正是易之藴事事夾雜都有

在裏面○蒙引云聖人只是略借卦名敘其所以相承者不為無義耳如卦德卦體之類皆在所略也又云序卦之義有相反者有相因者相反者極而變者也相因者其未至於極者也總不出二例又云序卦傳中言不可者其例有二如物不可以終否之類以理之自然者言也如有大者不可以盈之類以理之當然者言也其言某者某也亦有兩端如比者盈也之類則粘帶上文如震者動也之類則粘帶下文又如師

者衆也之類則承上文而起下文大抵承上起下者居多

有天地然後萬物生焉

有天地則造化流行於兩間而萬物生此乾坤所以爲諸卦之首也

盈天地之間者唯萬物故受之以屯屯者盈也

盈天地之間唯萬物故繼乾坤以屯屯者正言萬物之盈滿乎天地也

受者承接之意

屯者物之始生也物生必蒙故受之以蒙

然屯者又生意鬱積為物之始生者也物之始生

必蒙昧而不明故受之以蒙

蒙者蒙也物之穉也

兩句一聯上句申上下句起下若云卦之為蒙者

正言物之蒙昧也指物之幼穉而言也

物穉不可不養也故受之以需需者飲食之道也

物穉當養需者飲食之道正所以為養也

飲食必有訟故受之以訟

飲食人之大欲也有欲則争理勢之必至也

訟必有衆起故受之以師師者衆也

訟則各有朋黨起者非一人是有衆起故受之以

師師者正衆之謂也

衆必有所比故受之以比比者比也

衆必有所比輔而受統攝故受之以比比卦者正

言人之比輔順從于一人也

比必有所畜故受之以小畜

衆既比矣必有所以畜養之者如田里樹畜之類

故受之以小畜
物畜然後有禮故受之以履
富之而後可教故受之以履履者禮也
履而泰然後安故受之以泰
人有禮以相接則尊卑親踈各得其分而安矣故
受之以泰
泰者通也物不可以終通故受之以否
泰者天地交而王道行亨通之會也然物无終通
之理治極必亂盛極必衰天運之常故受之以否

物不可以終否故受之以同人

物无終否之理當與人協力共濟以傾其否故受之以同人

與人同者物必歸焉故受之以大有

能同人則近悅遠来而所有者大故受之以大有

有大者不可以盈故受之以謙

所有既大不可以自滿滿則招損矣故受之以謙

有大而能謙必豫故受之以豫

有大而能謙則保其所有而樂矣故受之以豫

豫必有隨故受之以隨

人心和樂則必從之故受之以隨

以喜隨人者必有事故受之以蠱蠱者事也

以喜隨人者非无故而空隨之也必各有其當盡之事故受之以蠱蠱者壞極而有事也

有事而後可大故受之以臨臨者大也

有事則可大之業由此而生故受之以臨臨者二陽方長而盛大也

物大然後可觀故受之以觀

凡物之小者不足動人觀物大矣有光輝顯著
照耀人之耳目而可觀故受之以觀
可觀而後有所合故受之以噬嗑嗑者合也
既大而可觀則信從者衆而有來合之者故受之
以噬嗑嗑者合之義也
物不可以苟合而已故受之以賁賁者飾也
物而苟合則徑情自遂勢不能久如何可以苟合
而无所以文之故受之以賁賁者文以飾之之義
也

致飾然後亨則盡矣故受之以剥剥者剥也

文以飾質本有亨道若極致其飾則反滅其質而亨之道窮矣故受之以剥剥者本寔剥喪之謂也

物不可以終盡剥窮上反下故受之以復

物无終盡之理剥之為卦陽既窮于上則必復生于下所謂動極而静惡極而善也故受之以復

復則不妄矣故受之以无妄

善心既復則寔理存于中而无妄矣故受之以无妄

有无妄然後可畜故受之以大畜
中寔无妄然後其德可聚自一念之善積而至于
念念皆善充寔而光輝矣故受之以大畜
物畜然後可養故受之以頤頤者養也
德既畜聚然後可以優游涵泳而養之以俟其化
故受之以頤頤者養之謂也
不養則不可動故受之以大過
有大涵養而後有大設施不養則不可動而見于
用故于頤之後受之以大過言其既養則有大過

人之才而成大過人之事功也
物不可以終過故受之以坎坎者陷也
凡事以中為貴不可以終過也故受之以坎坎者
陷也過而不已則陷矣故人當遇坎而知止也
陷必有所麗故受之以離離者麗也
人之陷者必有所附麗而後可以濟故受之以離
離者附麗之義也

右上篇

有天地然後有萬物有萬物然後有男女有男女然

後有夫婦有夫婦然後有父子有父子然後有君臣有君臣然後有上下有上下然後禮義有所錯夫婦所關之大如此咸者夫婦之交此下經之所以首咸也

夫婦之道不可以不久也故受之以恒恒者久也

夫婦之道不可不久故咸後繼恒恒者久之義也

物不可以久居其所故受之以遯遯者退也

此泛論物理言夫婦固當久若泛論天下之物久處盛滿者不祥久居權勢者必危固不可以久居

其所也故恒卦之後受之以遯遯者退也所以示人知所退避而去也

物不可以終遯故受之以大壯

物无終于衰退之理將来必有盛壯之時消息本自相須也故遯後受之以大壯

物不可以終壯故受之以晉晉者進也

物无壯而遂止之理必將乘其壯而有所為故受之以晉晉者進而有為也

進必有所傷故受之以明夷夷者傷也

進而不已知進而不知退必致傷矣故受之以明
夷夷者傷之義也
傷于外者必反其家故受之以家人
傷于外必反其家以就安故受之以家人
家道窮必乖故受之以睽睽者乖也
窮極而失節也樂勝則流禮勝則離之謂也于是
父子兄弟夫婦之間越禮傷恩以相乖離故受之
以睽睽者乖離之謂也
乖必有難故受之以蹇蹇者難也

人情義乖離必至相戕而難作故受之以蹇蹇者
禍難之謂也
物不可以終難故受之以解
凡人患難无究竟不散之理故蹇之後受之以解
言其難極則必散也
解者緩也緩必有所失故受之以損
解又為緩怠慢縱弛之謂也人而如此必有所失
而損矣故受之以損
損而不已必益故受之以益

然消息之理亦无終損者損而不已必轉而為益
故受之以益
以下三卦或作學說懲忿窒欲則善日遷過日
改而所學充足洋溢
益而不已必决故受之以夬夬者决也
益而不已則盛滿之極必决去堤坊而出禮法禁
制之外故受之以夬夬者决去堤坊之謂也
决必有所遇故受之以姤姤者遇也
物之决裂而去者必有所遇而後止故受之以姤

姤者遇也

此本之蒙引與上段相連或作物之既决必有所遇合判乎此則附乎彼也此主决小人遇君子説

物相遇而後聚故受之以萃萃者聚也

相遇則相聚而爲羣故受之以萃萃者聚之義也

聚而上者謂之升故受之以升

聚于下矣由是而上之朝廷所謂連茹彙進也則謂之升故受之以升

升而不已必困故受之以困
知進而不知退故困也
困乎上者必反下故受之以井
既不得進勢當自退而居下井者物之在下者也
故受之以井
井道不可不革故受之以革
井久則汙濁必革去之而後可食也
革物者莫若鼎故受之以鼎
鼎之爲用變腥爲熟易堅而柔是能革變乎物也

主器者莫若長子故受之以震
主宗廟祭祀之器者唯長子為宜名正而言順也
故受之以震震長子也
震者動也物不可以終動止之故受之以艮艮者止
也
震者動也動極則靜故受之以艮艮者止之義也
物不可以終止故受之以漸漸者進也
物又不終于止故受之以漸漸者進之義也此動
靜相生之理也

進必有所歸故受之以歸妹

人之進者必有其歸宿之地故受之以歸妹

特借歸字而言妹字輕

得其所歸者必大故受之以豐豐者大也

進而得其所歸則造乎其極非中道而廢者之比

其德業必然盛大而非小成者矣故受之以豐豐

者極乎盛大之謂也

窮大者必失其居故受之以旅

窮極其大者必喪敗而失其所居之安故受之以

旅者寓于外而不得所安也

旅而无所容故受之以巽巽者入也

旅者覊寡而无所容當巽順以處之故受之以巽巽者從容委婉以相入也

入而後說之故受之以兌兌者說也

情相入則得其意而致說故受之以兌兌者相說樂之意也

說而後散之故受之以渙

心既相說則憂患之結聚于中者舒暢而无餘矣

故受之以渙

渙者離也物不可以終離故受之以以節

渙者又人情離散之謂也物而使之終離則遠去而不可止矣當有以節之以定其志故受之以節

制度數議德行所以收斂其離散之情也

節而信之故受之以中孚

既立為節制上當信而守之下當信而行之故受之以中孚中孚者一天下之心者也

有其信者必行之故受之以小過

人而自有其信則於事不加詳審而在所必行矣
能免於過乎故受之以小過蓋天下事當隨時損
益不可膠于一定也

有過物者必濟故受之以既濟

有過人之才者於事必能有濟故受之以既濟

物不可窮也故受之以未濟終焉

曰既濟則事之終物之窮極處也物而窮則无日
新不已之理故既濟之後受之以未濟未濟則未
窮也未窮則有生生之義此動靜之所以无端陰

陽之所以交變萬事萬化之所以无窮已也

右下篇

雜卦傳

韓康伯曰雜卦者雜糅衆卦錯綜其義○蒙引曰卦皆反對義亦反對反對之義即一陰一陽之易也

乾剛坤柔比樂師憂臨觀之義或與或求

乾純剛坤純柔比有親故樂師動衆則憂以我臨物曰與物來觀我曰求

屯見而不失其居蒙雜而著

也震動故見坎陷故不失其居蒙坎幽暗而雜艮光明而著此二卦又上下體自相反對一則進而不遂其進一則昧而不終於昧亦全體反對也

震起也艮止也損益盛衰之始也

震陽生於下艮陽止於上損本泰也而取下益上則為衰之始益本否也而取上益下則為盛之始

大畜時也无妄災也萃聚而升不來也謙輕而豫怠也

健不易止而大畜之止健則時適然也災必有困而无妄之所得則災自外至也萃者聚而不散升者上而不來也謙者輕而不自尊重豫者怠而不能自持也

噬嗑食也賁无色也兊見而巽伏也隨无故也蠱則飭也

噬嗑食也賁本无色而有色也兊陰外見故為說巽陰內伏故為入也隨前无故故不飭蠱後當飭故不隨也

剥爛也復反也

剥者生意潰爛而向於無復者生意更反而向於有

晉晝也明夷誅也井通而困相遇也

晉者日出地上而爲晝也明夷者日入地中而見傷也井有及物之功是爲通困以坎遇兌而見揜也

咸速也恒久也渙離也節止也

咸不訓速天下之事惟感通爲最速故曰咸速也

速與久對、離與止對、離者散去而不止、止者安處而不離、

解緩也、蹇難也、

既安則緩緩方危則憂迫、

睽外也、家人内也、否泰反其類也大壯則止遯則退也、

睽相睽而外、家人相親而内、否大往小来、泰小往大来、為反其類、大壯陽既盛矣、君子不恃其壯而輕進、故凶、遯者陰浸長矣、君子見其萌而早避、故

退

大有衆也同人親也革去故也鼎取新也小過過也

中孚信也

大有者巻臣巻民所統者衆也同人者同心同德與之相親也革者去其舊時之惡鼎者取維新之美革者更改之意故曰去故鼎之受物貴其新者故曰取新小過之過皆出于小乃所謂過也中孚之信本之于中乃所謂信也信美德過累行相反對也

豐多故也親寡旅也離上而坎下也小畜寡也履不處也

時當盛大其事必多人當羇旅親之者寡離火炎上坎水就下小畜之力寡故欲畜衆陽而不能也履以和悅而履剛強故能進而不處也

需不進也訟不親也大過顛也

需者有待而不進訟者爭進而不親亦反對也大過以本末弱致顛覆自大過以下卦不反對

姤遇也柔遇剛也漸女歸待男行也

始以一柔遇衆剛小人始進之機君子之所當慮
也女子之歸必待男子禮備而後行乃所謂漸也
頤養正也既濟定也
頤之爲養以正爲貴也事至既濟則定矣
歸妹女之終也未濟男之窮也
女得所歸女子之終事也未濟則道之窮
夬決也剛決柔也君子道長小人道憂也
以五陽決一陰君子當事而道長小人屏跡而道
憂豈非世道之一快乎傳雜卦而終之以此蓋欲

天下有治而无亂有君子而无小人其扶陽抑陰之意萬世猶將見也

清泰山磁版印本周易説略

第三册

清　張爾岐撰

清康熙五十八年泰山徐志定真合齋磁版印本

山東人民出版社·濟南

周易說略卷之五

䷪ 乾下 兌上

夬揚于王庭孚號有厲告自邑不利即戎利有攸往

此卦五陽盛長一陰將盡三月之卦也以五陽之盛而去一陰之微決之而已不勞餘力也故其卦為夬夬者決也文王以為君子之決去小人固自有道必聲揚其罪于王庭之上使其惡狀明著衆人曉然知其當去又必盡誠以號呼其衆相與協力而共去之然君子之防小人也常踈而小人之

窺伺抵拒夫君子者常察彼之罪雖著吾之力雖齊尚有危厲在不可安肆也必當告命自其私邑以之自治使之無隙可乘無過可議務有以大服其心而不可專尚威武以取快夫如是則我之去彼者有道彼之伺我者無間小人可得而決而利有所往矣

象曰夬決也剛決柔也健而說決而和

卦名爲夬者決去之義也以五陽之剛而決一陰之柔去之不難也其卦内乾外兑是君子之德旣

剛健而又和説故其決小人也不緩縱以失機亦
不猛厲以生變處置合宜而甚和也
健而説二句和字内兼有健説不以決對健和
對説
揚于王庭柔乘五剛也孚號有厲其危乃光也告自
邑不利即戎所尚乃窮也利有攸往剛長乃終也
卦詞云揚於王庭者以一柔而乘五剛是小人而
加于衆君子之上竊據高位是即其罪也孚號有
厲者言決小人者必危懼以處之其道乃光也告

自邑不利即戎者專尚威武則致窮困而不利也利有攸往者言決小人而用此道則剛復一長而陽道純矣陰無遺類矣故云利有攸往也蒙引云剛長乃終猶是利有攸往前一段其意若謂小人既決君子滿朝則吾道大行而無往不利也時說多遵用而卦詞利有攸往則尚主小人可決說是二說參互覺未安愚謂二義未知孰勝但前後歸一即可耳

象曰澤上于天夬君子以施禄及下居德則忌

澤上于天其勢必潰決而下故為夬夫澤決而下則下得滋潤之利故君子觀此象以之施其恩澤遍及於下亦若澤之自天而潰也苟居其恩澤而不肯施則失待下之道而為在上者之大戒矣

初九壯于前趾往不勝為咎

初九當決之時而居下任壯為勇于前其趾之象夫決去小人自有其道壯非可任者況居下位而任壯是以新進之人而欲快志於一擊九所為揚庭孚號而告自邑者皆所不足而一于即戎也如

是而往必以不能勝而成咎矣
前輩講為咎多云自為之咎愚以為不必只輕
說以不勝成咎而自取之意自見
象曰不勝而往咎也
君子之决小人必事出萬全而後可今初九未嘗
有可勝之道徒任壯而往斯其自致之咎也
九二惕號莫夜有戎勿恤
九二剛而居柔性既不過乎剛又得中道於九事
又能酌得其宜以此而當决之時為能警惕號呼

以自戒備雖有事出非常如暮夜之間猝有兵戎亦以有備可以无患也

象曰有戎勿恤得中道也

九二之雖有戎而勿恤以其剛而在下卦之中是能得中道處事合宜者故知戒備而可以无患也

九三壯于頄有凶君子夬夬獨行遇雨若濡有慍无咎

九三當決之時而剛過乎中為欲去小人而壯見於面之象在衆陽之中而獨與上六為應又為獨

行遇雨之象公教以處之之道曰君子欲去小人而剛壯之氣見於其頄則事未成而機先露必爲小人所乘而有凶矣人之待小人顧其本心爲何如耳君子之心果能決而又決以去小人則雖暫與之合如獨行而遇雨至于相入之深而若濡以致善類之慍怒終必能決去之而无比昵匪人之咎不愈於壯于頄而有凶乎

象曰君子夬夬終无咎也

君子能決而又決以去小人則終不爲其所浼而

无咎也

九四臀无膚其行次且牽羊悔亡聞言不信

九四以陽居陰失其剛而無有爲之才不中不正劣于德而無善處之術故當决之時居則不安而志欲進以剛有不足又雖進而不能進爲臀无膚其行次且之象惟其欲與衆陽競進故有此悔耳若能讓衆陽前行而已隨其後如牽羊然庶乎得進而无悔矣此誠轉危爲安之道也然爲九四者方志在于進雖聞此言必不能信也將奈之何哉

象曰其行次且位不當也聞言不信聰不明也

九四之其行次且而不能進者以其以陽居陰无剛決之才也不能進則宜安處其後矣而又聞言不信者以其无知言之智而聽之不明也

九五莧陸夬夬中行无咎

九五當夬之時爲夬之主有決去小人之責者而切近上六之陰既與之比則爲其所入者必深如莧陸二物之受陰氣也若能不係於私決而決之期於必去其去之之道又不過暴而合於中行則

不受陰邪之累而无咎矣

大全小註朱子云莧陸是兩物莧馬齒莧陸商陸本義作一物則承程傳之說似不及語錄也

象曰中行无咎中未光也

九五夬夬而合于中行固无咎矣然特以義之不可而决之其中心寔有所私係而未能光也

中未光中字即指中心不必依程傳作中道解

上六无號終有凶

陰柔小人居窮極之時黨類已盡無所號呼終必

見決而有凶矣

象曰无號之凶終不可長也

无號之凶言小人至此無復可長久之理昔之播惡流毒灼天熾地不可嚮邇者將燼滅而無遺矣在小人豈意其至是哉

䷫ 巽下乾上

姤女壯勿用取女

陰夬盡則為乾四月之卦至此卦一陰生於其下為五月之卦也本純陽之世今忽有一陰萌櫱

於其閒本非時望而卒然值之如不期而遇者故
其卦爲姤姤者遇也文王係詞以爲姤之爲卦陰
邪偶遇巳非正道又以一陰而遇五陽則女德不
貞而壯之甚者取以自配必害乎陽故占者不可
用以取女也
本義程傳俱主取女一事言蒙引以爲人事之
占是也誠齋楊氏云戒五陽以勿輕一陰之微
而親暱之也便自推開說去近說云姤者一陰
卒起非人意料所及又以一陰而遇五陽一小

人之材辯智力足以抵當衆君子女之壯者也君子當制之于微不可昵近信用而自貽害也則女壯二句純是象而占在内近日舉業家說經便徑大率如此

象曰姤遇也柔遇剛也

姤之為義非所望而相遘也此卦以一陰之柔而遇五陽之剛是陽明之世而一陰忽至非人情所期望者故謂之姤也

勿用取女不可與長也

卦辭言勿用取女者以取女本欲其終身與偕以成家也女德不貞而過壯如此不可與之長久故戒以勿取也

近說云勿用取女者小人害正暫與共事且不可況與之長乎

天地相遇品物咸章也

遇之為道又自有其善者自卦體觀之陽與陰遇是天地之氣兩相遇合以成變化則品物長養而形形色色無不章明矣此造化相遇之善者也一

本義云以卦體言指陰陽也一與五字在所略矣近多用大全張氏之說以為五月夏至一陰生萬物相見乎離其說亦巧然是以卦氣言非以卦體言也

剛遇中正天下大行也

自九五觀之其德則剛其位則中正以如是之德而遇如是之位則德以位顯而大行於天下矣此人事相遇之善者也

姤之時義大矣哉

若夫姤之爲卦一陰始生其端甚微也而其漸則將不及制非見幾識微之士早爲之防禍有不可言者其時義不大矣哉

象曰天下有風姤后以施命誥四方

風行天下無物不遇姤之象也人君體之以施其命令誥誥乎四方使聞言者皆曉然知上之意亦無一民不與君遇也

初六繫于金柅貞吉有攸往見凶羸豕孚蹢躅

當純陽之世初六以一陰始進陽之勢猶盛而陰

之勢尚微爲初六者若能自心而不進如車之繫于金柅然是能守正也則吉矣若不知自止進而有所往以害君子則立見其凶矣自古小人害正未有不及于禍者況當方微之日乎然在小人之心未有不欲害君子者如羸弱之豕未能蹢躅也其中心則誠在乎蹢躅矣直須時耳君子可以其尚微而不早爲之防乎

象曰繫于金柅柔道牽也

初六之欲其繫於金柅者以陰柔之勢欲進而害

乎君子故止之使勿進也

九二包有魚无咎不利賓

二與初比而相遇是小人在其統御之内惟我得而制之為包中有魚之象若能制之則禍萌可銷而无咎矣失此不制而待賓制之機會一失賓且无如之何其害寧有既乎故曰不利也

象曰包有魚義不及賓也

包而有魚我有制小人之機宜急盡制之之道揆之於義不當更待乎賓也

本義若不制而使遇于衆句所言遇衆似言小人得結納乎衆人故說者以得時乘勢貼之於引云我失不制他人莫奈他何矣似另一解予據蒙引衍之

九三臀无膚其行次且厲无大咎

九三過剛不中性躁而欲有所遇者也下既遠于初上又不應於上上下皆无所遇也故居則欲進而不安行則勢孤而不進為臀无膚其行次且之象進退失據如此何謂危矣然有得於陰者亦恒

失於陰今雖无所遇而孤危當不累于陰邪而无
大咎也
象曰其行次且行未牵也
九三之其行次且以其上下皆无所遇行而未能
進也
九四包无魚起凶
初六九四為正應則初六者九四所屬之民也今
初六已遇于二而不及乎四是民心離叛為包中
无魚之象民心既失難將作矣凶所以自此而生

也

象曰无魚之凶遠民也

民者已之民也何以无魚而起凶乎惟所為不道

自遠絶乎民耳

九五以杞包瓜含章有隕自天

九五以陽剛中正之德主卦於上為衆君子之長

而下防始生必潰之陰如以高大堅寔之杞而包

甘美必潰之瓜也其防之之道當如何必能韜晦

才美不使外露静觀其勢而密為之圖則能消患

於方萌而陽道之欲消者倏然而復如隕之自天矣

象曰九五含章中正也有隕自天志不舍命也

九五之能含章者以其有中正之德也使无中正之德必不能深自斂藏而静以制陰矣其有隕自天者以其所存之志不違乎時運之常體陰陽消長之機察其幾微而含章以挽回之故造化可回而有隕自天也

上九姤其角吝无咎

上九以剛居上而當姤之時爲求遇于人而以其角之象角之爲物剛而居上者也夫人之相遇必降志相從和氣相接乃能合也上九高亢如此誰其與之亦可吝矣然既无所遇則亦无陰邪之傷故雖吝而无咎也

象曰姤其角上窮吝也

上九之姤其角以其以剛居上而致窮故吝也

䷬ 坤下兌上

萃亨王假有廟利見大人亨利貞用大牲吉利有攸

往
以卦坤順兊說君民之情聚也九五剛中而二應
之君臣之情聚也澤上於地津潤上行蕃榮滋長
之象又萬物之聚也故名為萃萃者聚也文王係
詞以為萃之為卦王者可以是格于有廟蓋廟所
以聚祖考之精神子孫之格之也又必先聚巳之
精神乃可以聚祖考之精神而承事之萃卦之義
為聚故為王者卜祭之吉占也當萃之時利于見
大人以得亨其萃也又利在於貞蓋物既聚矣必

得大人以為之主苟不見大人則物之聚者亂而无統无統則争安得亨乎使所聚不以正則聚為苟合亦不可以見大人而致亨故又利于正也其祭祀也用大牲乃得吉以時當其萃百物富有禮不可以儉也人之欲有為者利於有所往以德至於萃則應用不窮故往而必利也

大全朱子曰彖辭散漫說一段甚可玩知四項不必相承蒙引卦辭四項皆從萃之一字来

象曰萃聚也順以說剛中而應故聚也

彖傳曰卦名為萃者聚之義也以卦德言之為順以說下順以從上而上和以御下君民之情聚也以卦體言之九五剛中而六二應之君推誠于臣而臣效忠於君君臣之情聚也合君臣上下而聯為一體故謂之聚也

王假有廟致孝享也利見大人亨聚以正也用大牲吉利有攸往順天命也

卦詞云王假有廟者謂聚巳之精神以致孝享于祖考也利見大人亨者言其衆之聚本出於正而

非苟合故利見大人以為之主而致享也用大牲吉利有攸往者物既聚矣而後用大牲德既聚矣而後有攸往皆順乎天理之正故云吉與利也

觀其所聚而天地萬物之情可見矣

萃之道又不盡乎此試即所聚而觀之天地高卑有定位矣而乾施坤承未嘗不聚也萬物性命本各正矣而類應志通未嘗不聚也天地萬物之情不於此可見乎天地萬物皆同於萃萃之道何大也

象曰澤上于地萃君子以除戎器戒不虞

澤上于地津潤上行萬物繁殖故爲萃君子以爲亂不生于亂而生于治當萃之時人聚物多所由起不有以防之可乎故修治戎器以戒[illegible]不虞而萃可常保矣

初六有孚不終乃亂乃萃若號一握爲笑勿恤往无咎

初六爲九四正應本有孚以相與者也而隔於二陰爲其所惑當萃之時志在求萃而不能自守

是前之有孚於四者不終乃亂其常度而安萃于二陰是其咎也為初計者當如何而可此時若呼以求正應則必一握為笑夫見人之守正而笑本世俗之恒態不足計也能不恤衆笑而堅意以往則无乃亂乃萃之咎矣

一握程傳云俗語一團也謂衆以為笑也

象曰乃亂乃萃其志亂也

初六之亂而安萃惟其志為二陰所惑不能自主而淆亂也若非志亂則必萃于正應而不苟聚于

比近之陰矣
爻下及象乃亂乃萃亂字只據行事上說如云
變常失守也若作志亂則其志亂也句爲複語
矣
六二引吉无咎孚乃利用禴
二應五而雜于二陰之間既不可係于二陰而失
九五亦不可獨萃九五而遺二陰唯李引二陰皆
効其忠以萃于五得以人事君之道吉而无咎矣
夫二之萃于五也二中正柔順虛中无私以上應

五剛健中正誠寔不疑以下交是下之孚有以感上之孚也故卜祭者而有孚則雖禴祭而受福矣或以事君不用煩文而上諒其誠貼利用禴此意在文德内在孚乃利用禴之前用禴本占若以事君貼之是象非占矣

象曰引吉无咎中未變也

二之引吉无咎以其中心應五未爲二陰所變故引而萃于五也不然將不來萃矣况引人以同萃乎

六三萃如嗟如无攸往利无咎小吝

六三陰柔不中不正上无應與而求萃於近才德既不足取重於人而無端而自往故人莫之與而求萃不得其萃如也嗟如矣何利之有然三之視上本其正應為三計者惟往從於上可以无咎耳然不得其萃困而後往則是以窮來歸而非其本心復得陰極无位之爻雖與之萃亦不足得志故小有可吝也然近舍不正之強援而遠結正應之窮交質之於義畢竟无過雖小吝亦所不恤矣所

惜者見之不早耳

求萃於近程傳指四與二同一上也曰无應

與自俱是六言也曰正應自爻位相對言也

象曰往无咎上巽也

往无咎者蓋教三順從乎上也

九四大吉无咎

九四上比九五而與君萃下比衆陰而與民萃得

其萃矣然以陽居陰不得爲正則其所以萃乎上

下者得無有枉道而合非義而得者乎如有之不

得為大吉不得為无咎矣故占者得此必其孚于

上下者一出於正而大吉乃得无咎也

象曰大吉无咎位不當也

爻詞云必大吉乃无咎者以其以陽居陰於位不

當而有不正之嫌故戒之如此也

九五萃有位无咎匪孚元永貞悔亡

九五陽剛中正而人信之當萃之時而有尊位德

與位稱而无咎也若或居此位而人有未信者則

是德有未至也但當反己自修果其德能元而有

長人善且永而無間貞而不雜則何不可信之有而匪孚之悔亡矣

象曰萃有位志未光也

萃之時而有位必德稱其位而後可其或德未至而人匪孚者則其志猶有所慊而未光也

上六齎咨涕洟无咎

上六處萃之終陰柔無位夫陰柔則質弱无位則望輕以當萃終必散之時雖求萃於人而人莫之與矣故必憂懼之甚其聲齎咨其狀涕洟乃僅可

自保而无咎也

象曰齎咨涕洟未安上也

上六齎咨涕洟以求萃不得故不能自安于萃之終如此此其所以得无咎之道也

上即萃終

䷭ 巽下坤上

升元亨用見大人勿恤南征吉

此卦自解而来柔本居三今進而上居于四是柔以時升也故名曰升文王係辭以爲升之爲卦以

卦變言既柔以時升矣且卦德內巽外順是德之利于進也卦體九二剛中而五應之又機會之利于進也其占當得大亨所謂大亨者如何用見大人則必一德相孚而勿憂其不合前行以求進則必遂其進而得吉也

他卦本義于卦名多兼取大象此獨不取地中生木不知其說

彖曰柔以時升

卦之名為升者以卦變自解而來柔之居於三者

今以時而進居于四柔德乘時而登用故名為升
巽而順剛中而應是以大亨
其占元亨者何也以卦德巽而順卦體剛中而應
夫內巽則其心善酌乎事理外順則所行不失乎
時宜有可升之德也以誠心上交而見信于上又
有可升之機也是以其占當得大亨
用見大人勿恤有慶也南征吉志行也
既曰元亨又申之曰用見大人勿恤言其必相契
合而有慶也曰南征吉言必能達其道而志得行

也此升之所以爲元亨也

象曰地中生木升君子以順德積小以高大

巽居坤下是地之中有木伏其生意蘖達而上爲升之象君子體之以慎持其德敬以直內而念念皆慎義以方外而事事皆慎始自一念之善積而至念念皆善始自一事之宜積而至事事皆宜由下學之功漸累而上遂窮神達化盡性至命而高不可企大不可量焉其德之升亦如木之根伏地中自下而上也

初六允升大吉

初六柔順居下爲巽之一主有温恭之德者也當升之時而巽乎二陽之賢、爲二陽所重挈之而進其能升必矣占者如之則爲君子所汲引信能升而大吉也

大吉即指允升不必推開說程傳允者信從也與本義異解今多用之殊便於敷衍

象曰允升大吉上合志也

據初六之才似不能升乃允升大吉者以其巽乎

上之二陽而與之合志也

九二孚乃利用禴无咎

九二剛中之臣誠寔而上交六五柔中之主虛中以下應君臣一心相信者也卜祭者能有誠信如此利用薄祭而得无咎矣

象曰九二之孚有喜也

九二以己之孚致上之孚君臣相信則道可大行澤及天下而有喜也

九三升虛邑

九三以陽剛之才而當升之時本可以進者也進臨於坤又遭逢坦易故其升也莫之或阻爲升虛邑之象而占如之

象曰升虛邑无所疑也

所謂升虛邑者言其進无所疑阻也

六四王用亨于岐山吉无咎

六四正柔以時升者以柔居柔柔順之至是人臣能積其誠意以升而事君也斯君无不格而志无不行矣王者用是而亨于岐山故有受福之吉而

无咎也
象曰王用亨于岐山順事也
言王用亨于岐山者以六四有順德能積其誠意而有事于升其可以上通乎君者即可登祭乎山者也

亨岐山與二爻利用禴談家多以為象本義于二爻曰義見萃卦于此爻曰義見隨卦彼兩卦皆以為占故此處亦當作占象傳本義曰以順而升有事于山之象又不知何說俟質解者

六五貞吉升階

六五以陰居陽不正也當升時而居尊位欲升其治化登之上理難矣故公戒之曰必反其不正以歸于正而能貞則正一身以正朝廷正朝廷以正天下治化可興而得吉其升也如升階之易矣

象曰貞吉升階大得志也

云貞吉升階者言其能貞則治可定功可成大得其康濟天下之志也

上六冥升利于不息之貞

上六以陰居升極是昏冥而升沉酣于勢利而不知止者也終身盡力於外物甚可惜也夫義禮之正乃人道所當不息者是為不息之貞若移此心於不息之貞日循夫天理而孳孳不已將積小以高大矣何不利之有

象曰冥升在上消不富也

冥升在上而不知止怨其進之之極唯有消而已終不能有所加益也冥升亦何利乎固不如移其貪求無已之心轉而進德也

☵下 ☱上（坎下 兌上）

困亨貞大人吉无咎有言不信

此卦坎下兌上坎剛爲兌柔所掩九二爲二陰所掩四五爲上六所掩陽爲陰蔽窮而不能自振故爲困文王係詞曰困之爲卦卦德坎險兌說是在險而能說卦体二五剛中有大人之象占者能于困時守義安命處之泰然是身雖困而道則亨也困而[illegible]亨則得處困之貞矣此惟大人乃能如是吉而无咎者也夫人當困時靜默自晦乃其宜

也若復輕有所言則終莫之信益增其困矣又處困者所當戒也

諸說多云困而有言則非處險而說困亨而貞矣是以言為求以免困之言愚意以為只泛說為長求以免困之言固不可即泛常憂時感事自抒所見而哓哓向人亦非有道氣象世固有身不見容而強聒效忠者未有不取笑貽譏者也

彖曰困剛揜也

卦名爲困者以卦體坎爲兌掩四五爲上掩二爲
初三掩皆剛爲柔所掩也剛既被掩不能自伸故
爲困
險以說困而不失其所亨其惟君子乎貞大人吉以
剛中也有言不信尚口乃窮也
困矣何以曰亨以卦德險而說是身雖困而心之
亨者自如未嘗有所挫損而或失常人不足以與
此其惟君子乃能之乎曰貞大人吉以二五有剛
中之德故能以理自信而遇不足以移之此所以

得處困而亨之貞所以為大人也曰有言不信者以人當困時本宜靜默乃尚口而有言誰復信之者徒取困窮而已

象曰澤无水困君子以致命遂志

水下漏則澤上枯困之象也君子之處困惟視乎義之當然義所當為在所必為義所當守在所必守委致其命而不有以遂吾欲成之志志遂而生幸也志遂而死亦所安也此其困而亨之道也夫

初六臀困于株木入于幽谷三歲不覿

初六以陰柔之才居困之下是當困時而處至卑且在坎體之下又為昏暗之甚其才其地其時皆不足以有濟者也其困而處卑也為臀困于株木之象言其在下而不安也其昏暗之甚也為入于幽谷三歲不覿之象言其迷無所見日久而不能自出也

象曰入于幽谷幽不明也

入于幽谷者言其幽暗而不明也

九二困于酒食朱紱方来利用亨祀征凶无咎

九二剛中是有濟困之德者上有剛中之主道同德合與之相應則倚任甚專賢勞獨萃為困于酒食之象而上之寵錫之者日新不已為朱紱方来之象占者遇之惟利于盡其誠寔以上交如亨祀者然則雖所遭非特不免於以征行致凶而於義為无咎也

象曰困于酒食中有慶也

九二當困時乃有酒食朱紱之慶者以其有剛中之德也

蒙引云困于酒食舉爻辭一句中有慶則固該下句矣

六三困于石據于蒺藜入于其宮不見其妻凶

六三陰柔而不中正不善處困者也居四之下而欲推乎四四之剛堅而不可動是困于石也居二之上欲藉二以為安二之剛不能承伏于其下也是據于蒺藜也上為四所困下為二所困進退狼狽来之坎坎矣如是則身危而家不可保故為入于其宮不見其妻之象凶可知矣

象曰據于蒺藜乘剛也入于其宮不見其妻不祥也
三之據于蒺藜言其所乘者二之剛不可據以爲
安也入于其宮不見其妻者言其不善處困而益
以困如是之不祥也

九四來徐徐困于金車吝有終

九四與初六爲正應九四處不當位才不足以拯
初之困而初又爲九二所隔是四之來拯乎初者
未能遽至而初又受困於人不能自拔以前故爲
來徐徐困於金車之象此惟四之才弱不足以拯

其正應故至此其占亦可羞吝矣然邪不勝正要
其終固有必合之理也

易東旨云九爻以下為来以上為往則来字當
指四爻言

象曰来徐徐志在下也雖不當位有與也
四之来徐徐其跡似乎坐視初之困而不恤矣然
其志則寔在於拯下也故雖不當位而才弱不能
有濟於初終必相遇而與之合也

九五劓刖困于赤紱乃徐有說利用祭祀

九五當困之時上爲陰掩而受其蔽下則乘剛而爲所逼於是用以奉我者皆適足以困我矣故爲既劓且刖則赤紱无所用而反爲所困之象然九五有剛中之德而又說體剛中必能除其蔽去其逼遲久之後有喜說之事而困者不困矣且剛中爲誠寔之意誠寔則无所不格占者以之祭祀亦无不利也

象曰劓刖志未得也乃徐有說以中直也利用祭祀受福也

劓刖者陰揜則蔽乘剛則危受困如此其志爲未得也乃徐俟之又得志而有説者以其有中直之德誒應節而動順理故能濟困而有説也利用祭祀者以其剛中則誠无不格而祭必受福也

上六困于葛藟于臲卼曰動悔有悔征吉

上六以陰柔處困極才本弱而當窮時故其象爲困於葛藟束縛而不得解也爲於臲卼危動而不能安也曰動則輒有悔无所往而不困也如此則不可以征矣蓋由陰柔處困極自失其處困之道

而至此耳然物窮則變故其占若能有悔悟前之非而改前之爲則可以征而得吉無復葛藟臲卼之悔矣

象曰困于葛藟未當也動悔有悔吉行也

上六之困于葛藟者以其處困者有未當也本動悔而能有悔則其行爲吉行也

䷯ 巽下坎上

井改邑不改井无喪无得往来井井汔至亦未繘井羸其瓶凶

此卦以巽木入乎坎水之下而上出其水有井之
象故名為井文王係詞以為井之為物居其所而
不遷邑可改而之他而井不可改井既不改則無
所失於舊也无所增于舊也而往者来者皆井其
井而得其用矣是道之經常不易者他事或可變
通而此則斷不可改不改則人皆賴之以利濟也
然守舊之道貴於能敬以要終若汲井者汔至於
出井矣乃未盡其繘而羸其瓶則凶矣是人之保
其常道者不敬以守之至于幾成而敗則所喪必

多而凶也

象曰巽乎水而上水井井養而不窮也

卦名爲井者以卦象言之巽入乎水之下而水上行于木之上有似乎井故名井夫井之爲井致養乎物而不窮者也

改邑不改井乃以剛中也汔至亦未繘井未有功也羸其瓶是以凶也

卦詞云改邑不改井者乃以二五有剛中之德剛則有守而能久中則不偏而善因故不改而人得

井其井也汔至亦未繘井是養道未成尚未有功之時也乃不能敬慎以至于羸其瓶則常道既失所喪必多是以凶也

味傳是以字及本義所以字羸其瓶只是敗壞舊法之象凶尚在後面言既壞舊法將来喪失必多不可便以羸瓶為喪失也

象曰木上有水井君子以勞民勸相

木上有水津潤上行井之象也君子體井養之義知民之不可不養也為之制田里教樹畜以安存

慰藉之又教以族閭相親患難相恤勸勉之使交相輔助焉上既有以養民又使民交相養君子之所以為井也

初六井泥不食舊井无禽

井以陽剛為泉上出為功初六陰柔則无泉而无利濟之德居下則无位而無及物之功德位俱劣為世所棄故其象為井有污泥人不之食不惟人不之食此廢棄之舊井雖禽鳥亦莫之顧也

象曰井泥不食下也舊井无禽時舍也

井泥不食者言其陰柔居下澤不及物也舊井无禽者言其不能濟物為時所舍也

九二井谷射鮒甕敝漏

九二剛中德足養人者也然上无正應以為之汲引惟下比初六之窮交故其功不上行其象為井谷之泉惟射注井中之鮒而已汲水之甕敝漏而莫之汲也

二句相連說鮒小魚一名鯽宜畜井中者甕汲罌缾之屬

象曰井谷射鮒无與也
九二之惟能射鮒以上無正應為之汲引故功不上行非其德有不足也
九三井渫不食為我心惻可用汲王明並受其福
九三以陽居陽德之純也居下之上而未為時用故其象為井清潔而人不之食為吾人之所心惻其惻之也以為井之可汲如此使遇王者之明必汲之以濟物而施者受者並受其福矣其如未遇何也

蒙引云本義所謂施者指王明受者指民非謂
九三是施者乃汲井之施也蓋賢者不用則已
用則上有功于君下有功于民
象曰井渫不食行惻也求王明受福也
井渫矣而不食此行道之人亦為之心惻也有德
如此但求有王明則必用之而上下並受其福也
六四井甃无咎
六四陰柔無及物之才然居得其正能自修治不
汚于濁俗其象為井之甃治不使腐壞而其占為

雖功不及物亦可自善而无咎也

象曰井甃无咎修井也

井甃无咎者言六四之自修如修井也

九五井洌寒泉食

九五以陽剛之德居中正之位德以位溥功及于物其象為井之清潔而其甘寒之泉為人所食也

象曰寒泉之食中正也

寒泉之所以見食者以其位之中正故利濟有機而成及物之功也

上六井收勿幕有孚元吉

井以上出為功上六居卦之上而坎口不揜是澤及于物而出之不窮也為井見汲取而不覆蔽之象占者若能有寔德而其施不窮亦如井之有泉而出不窮則人無不濟而大吉矣

象曰元吉在上大成也

元吉之占在卦之上者以其出也有源而人無不濟為井道之大成也

䷰ 離下 兑上

革巳日乃孚元亨利貞悔亡
此卦兌澤在上離火在下水火互相滅息中女少女同居而志不相得故其卦為革革者變革也文王以為變革之事民情所駭必待巳革之日真見其有利而無害乃始信其為可革也夫民可與習常難與通變可與樂成難與慮始理勢然也故革之可巳者且須巳之其萬不可巳者雖初有未孚而亦不恆也要期于革之當耳卦德內文明而外和說故其占為有所變革元亨而推無不準利貞

而事无不正則所革皆當而妄革之悔可亡矣
彖曰革水火相息二女同居其志不相得曰革
卦名為革者自其取象于物言之澤上火下火然
則水乾水決則火滅物之革者也自其取象于人
言之中女少女合為一卦是為同居少上中下倫
序有乖而成仇隙是其志不相得人情之革者也
故曰革
已日乃孚革而信之文明以說大亨以正革而當其
悔乃亡

卦詞云巳日乃孚者言革而取信于人之難至革之巳定而人始信之也其占為元亨利貞悔亡者以卦德文明以說内文明則能灼義理而其革也不茍外和說則能順時勢而其革也不驟故其所革推行皆準而大亨合乎道義而以正如是以革則非不可革而革者也亦非尚可不革而遽革者也革而當矣故人皆信之而安革之悔乃可以亡也

天地革而四時成湯武革命順乎天而應乎人革之

時大矣哉

自革之道而極言天地之氣陽極而陰陰極而陽寒暑相革而四時以成矣湯革夏之命而爲殷武革殷之命而爲周寔上順天心作君作師之定理下應小民厭亂思治之大情矣天道變改帝祚遷移皆不外乎革革之時不其大矣哉

象曰澤中有火革君子以治曆明時

澤中有火火爲水滅革之象也君子體革之義以爲革之大者莫過乎四時故推日月星辰之遷易

治為曆法以明分至啟閉之時使之不爽焉

初九鞏用黄牛之革

初九當革之時若可有革也然居初无應居初則位卑而不當事任无應則上无援而不得自伸故占者未可輒有所革惟當以中順之道堅確自守而不妄動如鞏之以黄牛之革則善矣

鞏用黄牛之革占之象也初九剛不中而體躁所不足者中順也故教之如此蒙引云自革言中順之道只是安常守分凡事且仍舊貫之意

象曰鞏用黄牛不可以有為也

初九之宜鞏用黄牛者以其居初无應不可以有所為也

六二已日乃革之征吉无咎

六二柔順中正而為文明之主德可以有革也有應于上勢足以有革也然革終非可輕議者占者必當從容詳審至巳確然可革之日然後革之則其所行有更化之吉而无紛更之咎矣

象曰巳日革之行有嘉也

見可革之日而後革之則其所行有嘉美之功也

蒙引釋已日乃孚云已日已革之日也知已日

乃革之當是已確然可革之日

九三征凶貞厲革言三就有孚

九三過剛不中居離之極躁于革而不審者也占

者以是而往革則凶雖所革者在所當革而得其

正亦不免於厲也然其時則當革矣所病者躁而

不審耳若議革之言至於三就則酌之者既審斯

有以取信於人而可革矣

朱子曰革言三就言三番結裹成就如第一番是商量當革不當革說成一番又更如此商量一番至于三番然後說成了却不是三人來說

象曰革言三就又何之矣

議革之言至于三就則是非成敗之際酌之已審可革必矣又將何所往乎

九四悔亡有孚改命吉

九四以陽居陰陽德不純革之資未善也宜有悔矣然卦已過中水火之際正當革之時而剛柔不

偏革之用為得其中故其革不乖事理不咈人情而悔可亡使在我雖可以革而在人或未之信則亦未可革也必人皆信從而有孚矣然後舉其政令之未善者盡改之則銷前事之弊收變化之功而得吉占者如之則應其占矣

象曰改命之吉信志也

改命而吉以上下皆信其志在於善治宜民而非好為紛更也

蒙引云據九四之位有在上者有在下者

九五大人虎變未占有孚

九五陽剛中正為革之主在大人則自新新民之極順天應人之時制禮作樂修政明刑舉一世而更新之皇風丕變人文宣朗如虎之希革毛毨文彩大著也占而得此當有此應然寔未易能也必其未占之時人已信其如此乃足以當之耳

未占有孚本義作占法說程傳則以為不待占決知其至當而信之占字是卜度之意胡氏云如成湯未革夏命而室家已相慶于、来蘇之先

又似作未舉事而先見信于人說胡氏說人多
用以便敷演寔不如本義之確

象曰大人虎變其文炳也

所謂大人虎變者言其以聖德而爲革之主天下
一新其文炳然明盛而不可掩也

上六君子豹變小人革面征凶居貞吉

上六居革之終革道已成所謂治定功成化行俗
美之時无一人不在所革之中者其君子則遷善
見外著如豹之變其小人則畏威寡罪雖

未革心而亦革面爲革道至此不可更有所事矣

況上六陰柔唯守文為宜使其尚有所行則必以

紛更致凶唯安守其正則得吉也

象曰君子豹變其文蔚也小人革面順以從君也

所謂君子豹變者言君子從化遷善根心生色其

威儀言動之文蔚然而可觀也小人革面者言其

雖未必革心亦順以從君之教令而不敢梗化也

䷱ 巽下離上

鼎元吉亨

鼎之為卦下陰為足二三四陽為腹五陰為耳上陽為鉉有鼎之象又以巽木入離火而致烹飪鼎之用也故其卦為鼎文王係詞以為卦象為內巽順而外聰明有德也卦變自巽来陰進居五有位也卦體五得中而下應九二之陽有助也故其占為大善而亨

象曰鼎象也以木巽火亨飪也聖人亨以享上帝而大亨以養聖賢

卦名為鼎者以卦之全體有鼎之象也自二象觀

之以木入火中烹飪之象又鼎之用也故名為鼎極其大而言之聖人亨以享上帝者此鼎也而大亨以養聖賢者亦此鼎也

以木巽火木指下體巽卦言巽字則作活字用為入義蒙引云聖人是指為人君者聖賢是指為人臣者

巽而耳目聰明柔進而上行得中而應乎剛是以元亨

其占曰元亨者自卦象言下巽巽也上離為目而

五為耳內巽順而外聰明有其德矣自卦變言鼎自巽來柔自四而五是柔進而上行以居尊位有其位矣自卦體言以柔居五既得中道而下應乎九二之剛得人以為之輔矣以是德居是位而有是輔是以大善而亨也

象曰木上有火鼎君子以正位凝命

木上有火以巽木入離火之下而致其烹飪鼎之象也夫鼎法象之器也其體端重而中受物寔君子體之正其所居之位使內之所存外之所業無

一不正以疑其所受乎天之休命而不至失墜焉

初六鼎顛趾利出否得妾以其子无咎

初六居鼎之下鼎趾之象也上應九四則顛矣然當卦初鼎未有實故无所謂覆公餗之慾而舊日否惡之積今因其顛趾而出之則反為利矣此如人之得妾非正也而因以有其子則利也因敗以為功因賤以致貴何咎之有

近說顛趾是陰柔不勝任出否是戒懼以自新極便作文殊覺不如本義之圓

象曰鼎顛趾未悖也利出否以從貴也
鼎而顛趾悖矣然而寔未悖也盖以利于出其否
耳夫趾顛矣乃云利于出否者以其得九四之應
而上從乎貴有取新之義故云出否也

九二鼎有寔我仇有疾不我能即吉
九二以剛居中寔德充積鼎之有寔者也與初陰
密比未免為所迫求彼之意雖非不善然相求而
不以正則共陷于惡而適為我害是我仇也二能
以剛中自守則我仇雖有陰邪之疾終不能就我

而相浼矣人有德而能自守則雖近小人而不陷
于其黨吉之道也
象曰鼎有寔慎所之也我仇有疾終无尤也
鼎而有寔則宜自愛而慎其所之也能慎其之則
我仇雖有疾終不能浼我而使我至于有尤也
九三鼎耳革其行塞雉膏不食方雨虧悔終吉
九三以陽居鼎腹之中本有美寔者也然過剛不
中故五本可從也今越五應上而遊於事外夫五
為鼎耳鼎之所由以舉移者今越五應上則鼎耳

與吾不相屬且居下之極爲變革之時故爲鼎耳變革不可舉移而其行塞也如是則雖上承文明之腴有雉膏之美而不得爲人所食懷才不偶膏澤不下所以有不足之悔也然五有聰明之象三終上進之物方將陰陽和合而爲雨則塞者可行不食者可食而虧其不足之悔矣占者如是初雖不利而終得吉也

蒙引云此爻是箇賢者在下剛介壁立而不偶於其君者也

象曰鼎耳革失其義也

鼎耳之所以革者以其越五應上失其裁制之宜也

或以為失君臣之大義恐太貶今從蒙引

九四鼎折足覆公餗其形渥凶

九四居大臣之位任天下之重者也而下應初六之陰任用小人與之共事則必不勝任而致敗猶鼎折其足覆公家之餗其形沾濡而渥然也夫為大臣當重任而所用非人至于覆敗如此其凶可

知矣

愚按鼎折足三句俱是象則其形渥句不宜屬人如受刑赧汗二說也姑演舊說以質知者

象曰覆公餗信如何也

夫君之用大臣與大臣之見用於君其始未嘗不以康燕事寧兆民相期也今爲大，者誤用小人致敗國事如此向者相期之信今竟如何也

六五鼎黃耳金鉉利貞

六五虛中而下應九二之剛是以中德之君得賢

人而任之專信之篤者也爲鼎黄耳而貫之以金鉉之象在占者則利在守正而任賢勿貳也

象曰鼎黄耳中以爲寔也

五爲耳爻言鼎黄耳者言中乃其寔有之德故云黄耳也

上九鼎玉鉉大吉无不利

上於象爲鉉而以陽居陰剛而能温如鼎之玉鉉然八惟剛而能温則張弛不偏爕理得宜自然動與吉會矣故其占爲大吉爲无不利也

象曰玉鉉在上剛柔節也
上九之取象于玉鉉者以其以陽居陰剛而節之以柔如玉之温潤而栗然也

☳☳ 震下震上

震亨震来虩虩笑言啞啞震驚百里不喪匕鬯
震動也卦以一陽始生于二陰之下震而動也其象為雷其屬為長子在人事為遇變而震動不安也文王係詞以為震有亨之理危者使平天之道也所謂震亨者何如人若能安不忌危於平日常

若震驚之来虩虩然周旋顧慮而不自寧則必獲
安寧之福而笑言啞啞矣縱使變出非常如雷之
震驚百里亦能不失所守之重如主祭者之不喪
匕鬯也
彖曰震亨震来虩虩恐致福也笑言啞啞後有則也
震則自有亨理矣其曰震来虩虩者謂其能安不
忌危以為致福之道也曰笑言啞啞謂其常能戒
懼則其後不失其常度而安樂自如也
震驚百里驚遠而懼邇也出可以守宗廟社稷以為

祭主也

震驚百里者言變故之來如雷之驚遠而懼邇也不喪匕鬯者言長子當此際不失所守其出而承國家之重可以常守宗廟社稷而為祭主也

象曰洊雷震君子以恐懼修省

雷聲洊至為重震之象天威之最著者也君子以之上畏天威常存恐懼之心而修其德省其慾以為格天之寔事焉

初九震來虩虩後笑言啞啞吉

初九成震之主當震之初能懼之于始者也故其始也常若震来之虩虩而後則笑言啞啞吉可知矣

象曰震来虩虩恐致福也笑言啞啞後有則也

震来虩虩其恐懼政所以致福也笑言啞啞言其後能不失其則也

六二震来厲億喪貝躋于九陵勿逐七日得

六二以陰柔之質乗初九之剛故其當震之来不免危厲抑不但危厲且喪其貨貝且遠避而升於

九陵之上其不遑安如此然柔順中正足以自守其所遭雖不幸其所存自不亂故雖不能禦震之来而時過事已則有以復其常而所喪者不待追求而自復矣

象曰震来厲乘剛也

六二之震来而厲以其以陰柔之質而乘剛所遭之不偶也

六三震蘇蘇震行无眚

六三以陰居陽當震之時而居不正是在危懼之

中而為行險之行者也必至于失其所守而蘇蘇然緩散自失矣占者若能因懼而行以去其不正則能轉危為安而无眚矣

象曰震蘇蘇位不當也

六三之震蘇蘇以其以陰居陽於爻位為不當也

九四震遂泥

九四以剛處柔既失有為之才不中不正又无可守之德陷於二陰之間不能自震奮者也故處震懼則莫能守欲震動則莫能奮是當震時而遂滯

溺者也

象曰震遂泥未光也

所謂震遂泥者言其局促曖昧而未能光也

六五震往来厲億无喪有事

、以六居五陰柔而居上位已非其所任而處震時則又危急存亡之會也故往来皆厲无時而不危也然以其得中則才雖不足以制變而德足以自守則能无所喪而又能有興理之事矣

象曰震往来厲危行也其事在中大无喪也

震往來厲言其為危懼之行也其能有事者以其在中故能自守而大無喪也

上六震索索視矍矍征凶震不于其躬于其鄰无咎婚媾有言

以陰柔之才處震動之極故驚懼之甚志氣索索而欲盡顧視矍矍而不寧以是而行則先自亂而无以制事變其凶必矣所以然者以不能圖之於早也若於震未及其身而於其鄰之時早能戒懼則不至於索索矍矍而致凶矣然其才本陰柔雖

戒懼之早終不免有不意之事如婚媾本相親愛而反有言也

象曰震索索中未得也雖凶无咎畏鄰戒也

上六之震索索者以其中心未得而自危故見於外者如此也其雖凶而无咎者以其能畏懼於鄰方戒備之時是以獲免也

䷳ 艮下艮上

艮其背不獲其身行其庭不見其人无咎

艮者止也其卦一陽止於二陰之上陽自下升極

上而止也其象為山取坤地而隆其上之狀山亦止而不進者故其卦為艮文王係詞以為艮卦之義為止人必能止於其所當止之地如止其背然既止於所當止則於其身之利害得喪皆不暇恤是為不獲其身夫既止於所當止而不有其身則於人之是非予奪亦不暇顧是為雖行於庭除有人之地而亦不見其人也如此則靜固止也動亦止也事事物物各當於理何咎之有

彖曰艮止也時止則止時行則行動靜不失其時其

道光明

卦名為艮者止之義也所謂止者一依乎理而已時而當止則止止固止也時而當行則行行亦止行止惟時則一動一静皆不失其當動當静之時順乎義理之公絶乎私欲之累其道不光明乎其道光明只就動静適時上細叅可見大全朱子定則明一段未定之說

艮其止止其所也上下敵應不相與也是以不獲其身行其庭不見其人无咎也

卦詞所謂艮其止者謂止其所當止之所也此卦何以取此義蓋九卦陰與陽應陽與陰應則此往彼來不能自止艮卦上下之體陰陽敵應而不相與有止其所之義也夫惟能止其所是以不獲其身行其庭不見其人无咎也

象曰兼山艮君子以思不出其位

兩山並峙各止其所重艮之象君子體之以思不出其所居之位蓋人各有所處處各有所宜是之為位若當止而行當動而靜或失之過或失之不

及是為出其位矣君子酌其當然之理以為持循之經則知所當止而得其所止而位於是乎不出

初六艮其趾无咎利永貞

初六以陰柔居艮初艮初位卑為趾之象陰柔才弱性務退守艮其趾之象也夫陰柔才不利於進艮初時未可以進占者能不進如艮趾則无咎矣初之不進初之貞也使其陰柔之性不能固守始之不進者繼而妄進何利之有故利于永守其貞而終不進也

程傳作止於動初説萬曆間談者又作念之方
動説此據蒙引在下説
象曰艮其趾未失正也
時止而行非正也在下而艮其趾是未失其正也
初之所當永者此矣
六二艮其腓不拯其隨其心不快
六二當腓之處而居中得正為能自止其腓而不
動如此則於已得矣但三居二上乃二所隨者而
過剛不中以止乎上二雖中正而體柔弱不能以

已之中正極三之不中則是危不持顛不扶已之職有未盡故其心有不快也

象曰不拯其隨未退聽也

不拯其隨固六二才弱之故然亦以三之過剛不中剛愎自用不能退聽乎二之過也

九三艮其限列其夤厲薰心

止之道貴乎得宜九三當限之處而過剛不中確于止而不知變為艮其限之象限為人身屈伸之關本不宜止者今不宜止而止則上下判隔列闕其

脊膂而不相屬危厲之事薰灼其心而不自安矣

言其不知變通與物睽絶必有憂危之撓也

象曰艮其限危薰心也

限不宜艮而艮故危懼薰其中心也

六四艮其身无咎

六四以陰居陰時止而止者也能安静韜晦如此

則无妄動之咎矣

象曰艮其身止諸躬也

艮其身者止其躬而不妄動也

六五艮其輔言有序悔亡
六五當輔之處輔者言之所由出也艮其輔則言不妄出而有序言輕躁而無序則有悔止之于輔則妄言之悔亡矣
象曰艮其輔以中正也
五之所以艮其輔者以其有中德故言不妄出也
上九敦艮吉
上九陽剛德性篤寔堅定者也居止之極則動靜合宜久而不變是敦厚于艮也占者如之則爲全

德而得吉矣

象曰敦艮之吉以厚終也

上九有敦艮之吉以其陽剛居止極不特能善其始而又能原其終所以得吉也

終

周易說略卷之六

䷴ 艮下巽上

漸女歸吉利貞

此卦艮下巽上是方其在下則自止而不妄動及其上進又巽順而不迫切進不遽進故名曰漸文王係詞以爲漸之爲卦有女歸之象蓋女子之歸六禮備而後行是進不遽進者故其占爲女歸如是則无失身之嫌而得吉也然其爲卦自二至五位皆得其正故凡人之進固貴以漸而又利于得

正也

女歸或作仕進者如女之歸古法殊不然且其

義已兼在漸字內

彖曰漸之進也女歸吉也

彖傳曰卦名為漸者以漸而進也女歸如是則得

吉也

進得位往有功也進以正可以正邦也

卦詞云利貞者以卦變自渙而來九進居三自旅

而來九進居五皆得爻位之正則所為必成往而

有功也其有功如何人能進以正自能以己之正正物之不正而可以正邦也進之當以正何如乎進得位亦是說得位之正但就爻位說至進以正句則就人說以明其所以有功也

其位剛得中也

以卦變言三五固皆得位之正自卦體言九五一爻其位又以剛而得中也有剛中之德者進豈有不正者乎此卦辭所以云利貞也

止而巽動不窮也

若夫漸之所以為漸者則如何以卦德下止而上巽在下能止而无求上進能巽而不苟如是而動自不至于致窮也故謂之漸也

象曰山上有木漸君子以居賢德善俗

山本高于地木之生其上者又以漸而高故其象為漸君子體之以居賢德則日積月累以至于有成德以漸而畜也以善俗則仁漸義摩以待其自化俗以漸而善也

初六鴻漸于干小子厲有言无咎

初六始進於下名位既卑无應於上又失所憑藉故爲鴻漸於水涯而未得所安之象新進之小子占之不免於危厲而有言語之傷然時命不偶非其所致於義爲无咎也

象曰小子之厲義无咎也

小子之厲而致人言乃位卑无應之故非已有以致之揆之于義未嘗有咎也

六二鴻漸于磐飲食衎衎吉

六二柔順中正進以其漸德能稱位者也上有九

五之應得君而達其道者也如是則有尊安之勢而自適其適故爲鴻漸于磐飲食衎衎之象而占則吉也

象曰飲食衎衎不素飽也

爻所謂飲食衎衎者言六二以中正之德遇中正之主而進之以漸將行其道以及天下非薄功而厚享者故處之安而衎衎也

九三鴻漸于陸夫征不復婦孕不育凶利禦寇

九三過剛不中而无應率意冥行而失勢者也爲

鴻去水而漸陸非其所安之象在丈夫則悍戾莫與有所往而不復在歸人則陰陽失和雖孕而不成育其凶如此然以其過剛也以之禦寇則威足折敵猶為有利耳

象曰夫征不復離羣醜也婦孕不育失其道也利用禦寇順相保也

夫征不復者言其以過剛而離羣類也婦孕不育者其過剛不中而无應失生育之道也其凶如此而乃利用禦寇者以其過剛則能與衆同心協力

以致死不至畏怯而自潰其于禦寇之道爲順而能相保也

六四鴻漸于木或得其桷无咎

六四陰柔而乘九三之剛以善弱之質而遇艱險不得所安矣爲鴻本不木棲而漸于木之象然六四柔順而巽體雖所遇不善而能順巽以處之猶可以无虞又爲鴻得木中之平柯而僅安者也占者如之則无咎矣

象曰或得其桷順以巽也

六四之為或得其桷者以其順遜而與物无忤與入而計出善全故雖遇不安之地而猶可以安也

九五鴻漸于陵婦三歲不孕終莫之勝吉

九五居尊為鴻漸於陵之象正應在下而為三四所隔未能即合為婦三歲不孕之象然二五正應三四雖能阻於一時終不能奪其正久必相合而吉矣

象曰終莫之勝吉得所願也

所謂終莫之勝吉者得賢以輔治九五之所願三

四雖間之於始而終莫之勝則明良相遇而得其所願矣

上

上九鴻漸於陸其羽可用為儀吉

上九漸極至高出乎人位之外是高尚其志不事王侯賢達之高致也為鴻漸于雲路之象其人不為世用若無益於世者然其清風高節足以廉頑起懦為世標表又如鴻之羽可為儀飾而不為無用也占者能如是則吉矣

象曰其羽可用為儀吉不可亂也

上九之可用為儀而得吉者以其志卓然富貴不得而亂之也唯不可亂故可為世法而吉也

䷵ 兌下震上

歸妹征凶无攸利

此卦以少女而從長男所從已非其偶其情又為以說而動又非待禮而行者故為歸妹文王係詞以為歸妹固已非正矣以卦體言之而卦之諸爻自二至五皆不得正三五爻又皆以柔乘剛皆違道背理之象故其占固非女子於歸之所宜而九

急於求合而不以正者有所行則必凶而無所利
也
彖曰歸妹天地之大義也天地不交而萬物不興歸
妹人之終始也
卦名歸妹夫男室女家本天地陰陽之大義也天
地必交而後萬物蕃育如天地不交則化機窒塞
萬物无由而興歸妹者乃女之終而生育之始寔
為人道之所終始亦如天地必交而後有萬物非
天地之大義而何

說以動所歸妹也

歸妹固為天地之大義而此卦之所以名則非男室女家之正也自其卦德而言為以說而動猶情欲而忘義理男女固皆不正而女子尤為可醜此卦之所以為歸妹也

征凶位不當也无攸利柔乘剛也

卦辭云征凶以卦爻自二至五皆于爻位不當是行不以正失待禮而行之經節虧名辱其凶必矣云无攸利者以三五兩爻以柔乘剛剛柔易位婦

制其夫惟家之索矣何利之有男女之合雖本天地之大義而此卦則不得其正聖人之所深戒也

象曰澤上有雷歸妹君子以永終知敝

澤上有雷雷動則澤應之如女之感于男而動為歸妹之象君子觀其始合之不以正于其永終之時知必有敝始于苟合者終必乖離也君子重以為戒而于凡事无不謹其始以杜其敝焉

初九歸妹以娣跛能履征吉

初九居下而无正應歸妹而為人娣者也陽剛在

女子爲賢正之德但以爲娣之賤僅能承助其女君而不能以及遠故又爲跛能履之象雖止于承助其君然於其分則已善故爲征之吉也

六爻或俱主仕進者說不過取其廓樣便於作文以斷從本義爲是

象曰歸妹以娣以恒也跛能履吉相承也

初九雖歸妹而爲娣然質本陽剛乃能以恒久之德者也其云跛能履吉正言其不能自主事僅以恒德而相承助也

九二眇能視利幽人之貞

九二陽剛得中女之賢者也上有正應而反陰柔不正乃女賢而其配不良不能大成内助之功其象爲眇者之能視言不能及遠也占者得之亦利於守幽人之貞而已幽人无賢君正猶九二无賢夫唯抱道隱居乃利也不然亦終不能有爲耳、

象曰利幽人之貞未變常也

所謂利幽人之貞謂抱道守正而不改其常也

六三歸妹以須反歸以娣

六三陰柔而不中正又為說之主女之不正人莫之取者故為歸妹无所適而須於家乃反歸而為人娣之象可賤已甚吉凶不必言也

象曰歸妹以須未當也

六三之歸妹以須以其陰柔不中正于位未當故為人所棄也

九四歸妹愆期遲歸有時

九四以陽居上體而无正應其象為女之有賢德而不輕從于人其歸妹也至于過期而尚未歸非

不歸也其志將待可歸者而後歸固自有其時耳遲待也古語多以待人為遲與遲緩之義小異象傳有待而行及本義以待所歸皆正替遲歸二字也

象曰愆期之志有待而行也

九四之愆期而未歸者其志欲得良耦有所待而後行也

六五帝乙歸妹其君之袂不如其娣之袂良月幾望吉

六五柔中居尊下應九二尚德而不尚飾其象爲帝乙歸妹服飾不盛其君之袂不如其娣之袂爲美好也夫貴飾者女子之恒情今貴德而不貴飾如此必能孝不衰于舅姑敬不忽于夫子慈不略於妾媵恩常周於姻族輔佐君子而不爲牝雞之晨正位乎內而不致內顧之憂允女德之所宜備者各極其盛如月之幾望然占者如是必有宜家之吉矣

象曰帝乙歸妹不如其娣之袂良也其位在中以貴

行也

爻詞云帝乙歸妹君之袂不如其娣之袂良者何也以其位在中是有中德之貴者方以可貴之中德而行嫁人世歆艷之事自不期輕而自輕此其所以不尚飾也

上

上六女承筐无實士刲羊无血无攸利

上六以陰柔居歸妹之終而無應女無賢德時已過而人莫之取者女子之嫁將承筐以供祭事而今則無實士之取妻將與之刲羊以祀先而今則

无血是約婚不成未嘗有共祀之事也占而得此无攸利矣

象曰上六无寔承虛筐也

上六之无寔言其所承虛筐而已約婚不成未嘗有共祀之事也

䷶ 離下震上

豐亨王假之勿憂宜日中

此卦離明震動明无不照動足有為政教四達其勢盛大故謂之豐文王以為時至于豐固已亨矣

然盛極當衰又有可憂之道焉王者至此勿用徒
憂爲也但能守常不使過盛常如日之中然則豐
可永保矣

程傳云以明而動動而能明皆致豐之道是言
豐之所由成本義云以明而動盛大之勢也玩
勢之一字是就現成說與程傳異卽象傳明以
動故豐亦不似推原但成說旣久不敢相破耳

象曰豐大也明以動故豐

豐者盛大之義也此卦之德爲明以動明則照臨

者大而莫之能蔽動則振作者大而莫之能禦本
其所明以為動何功不成何事不立故能致此盛
大之勢而卦謂之豐也
王假之尚大也勿憂宜日中宜照天下也
夫豐亨之時治功盛矣蓄聚蕃矣王者至此必将
志欲日廣凡所以供耳目之需聳朝野之觀者不
期修而自修矣是即盛之極而衰之始也甚可憂
也卦辭乃曰勿憂宜日中何也以王者至此徒憂
无益惟宜以其心照乎天下於民物之休戚政治

之得失時存於心不敢自有其豐而使之過盛則釁蘖不萌而豐可常保矣

日中則昃月盈則食天地盈虛與時消息而況于人乎況于鬼神乎

其不可使過盛何也試觀日既中未有不昃者月既盈未有不食者是皆盛極而衰也非惟日月即天地之大其氣機或盈或虛亦與時消息未有能常盈而不虛者也而況於天地所生之人乎況於天地間變化运動之鬼神乎其能盛而不衰乎則

處豐者安可不以過盛為戒也哉
食只是望後虧闕非交食天地盈虛就氣機進
退上統言之鬼神則天地之變化運動者如風
雲雷雨九陽噓陰吸之類皆是要說的與天地
不相犯
象曰雷電皆至豐君子以折獄致刑
雷電皆至其勢盛大為豐之象君子體之以折獄
而察情寔惟明克允也致刑而懲奸惡惟斷乃成
也威照並行亦如雷電之皆至焉

初九遇其配主雖旬无咎往有尚

初與四相應者也而皆陽剛才德相匹是遇其配主也夫謂之配則旬矣若不能相下者然當豐之時明動相資彼此交助故雖均敵而无咎也豈惟无咎以是而往同心共濟且可以保日中之治而有功矣

无咎只是无不相下之失蒙引說未當

象曰雖旬无咎過旬災也

才力均敵而相下不傒故雖旬而无咎若萌一上

人之心于旬之中而求過則兩賢相阨其災必矣

六二豐其蔀日中見斗往得疑疾有孚發若吉

六二當豐之時爲離之主至明者也而上應六五之陰暗爲其所蔽其明抑而不伸爲豐大其障蔽方日中而見斗之象爲二者若往而開其蔽則反得猜疑憎疾矣惟積其誠意以感發之庶其心可格而豐可保斯爲吉也

愚意豐蔀見斗諸象只就五六身上說其昏暗不必說是蔽二之明以四爻剛明明明字終覺添

設耳愚于此卦諸說多有疑義

象曰有孚發若信以發志也

有孚發若者言以已孚信之心開發上人之志意此亨暗主之要道也

九三豐其沛日中見沬折其右肱无咎

九三極明者也而上應上六之極暗我之明為其所蔽為豐大其沛方日中而見小星之象我雖有明至此亦廢而无用矣又為折其右肱之象此但所遇非其主耳于我寔无咎也

象曰豐其沛不可大事也折其右肱終不可用也
賢才必遇明主而後可以有為今以明而受蔽則
不能有為以濟大事也折其右肱者言其為時所
廢終不見用也
九四豐其蔀日中見斗遇其夷主吉
九四陽剛居大臣之位而近六五之暗主亦明而
見蔽者也故亦為豐其蔀日中見斗之象初在下
而與之同德相應是其等夷之主為四者下遇于
初與之協力匡輔國家之事可以共濟而得吉矣

象曰豐其蔀位不當也日中見斗幽不明也遇其夷主吉行也

四爻之所謂豐其蔀以其位近六五之暗處非其地而爲所蔽也日中見斗言君德之幽暗而不明也爲四者遇其夷主而與之共濟則吉行也

六五来章有慶譽吉

六五柔暗而爲豐之主固不能照臨天下者也若能招来有明德之人而用之則羣賢之功皆其功也自有盛大之福聖明之頌矣何吉如之

象曰六五之吉有慶也

六五之吉以其能来天下之明德則福及于天下而天下之福皆君之福也

上六豐其屋蔀其家闚其戶闃其无人三歲不覿凶

上六以陰柔之質而居豐之極處動之終滿假躁動自恃其明而歸于至暗者也其象為豐大其屋適以自蔽其家其障蔽之甚雖自闚其戶而亦若闃其无人至于三歲之久尚无所覿凶可知矣

象曰豐其屋天際翔也闚其戶闃其无人自藏也

所謂豐其屋者言其矜高侈肆如屋之高大翔于天際也闚其戶闃其无人者言其驕侈之心自為障蔽故一无所見也

䷷ 艮下離上

旅

旅小亨旅貞吉

此卦山止于下火炎于上去其所止而不處如人之客旅于外者故為旅文王以為旅當寡親之時宜无亨理然卦體六五得中而順乎剛卦德止而麗乎明占者如此猶可以小亨也夫柔中順剛內

以外明即旅之正也旅而能守其正如此則為善于處旅而得吉矣

彖曰旅小亨柔得中乎外而順乎剛止而麗乎明是以小亨旅貞吉也

卦辭云旅小亨者以卦體六五柔得中于外卦而順乎止下二陽之剛卦德艮止而離麗乎明既有柔中之德矣又順附乎陽剛者而得所依內既靜専而不妄動矣外又灼乎物理而得其宜是以在旅猶可小亨而處旅者守正如此則吉

旅之時義大矣哉

夫人當旅之時居非所安人非所習一于剛則招尤一于柔則取辱處之合宜為最難其時義不誠大矣哉信非柔中順剛内止外明者不足處此也

象曰山上有火旅君子以明慎用刑而不留獄

山上有火去而不留為旅之象君子以明慎用刑使之確當不移有似于山是非已定即為决斷而不留獄有似于火君子之善體易也

初六旅瑣瑣斯其所取災

初六當旅之時以陰柔居下位旅之志意猥下規模局促者也如是則人莫之與而侮辱者至斯其所以自取災咎而非自外至者也

象曰旅瑣瑣志窮災也

初六之旅瑣瑣以其志趣猥陋局促故致災也

六二旅即次懷其資得童僕貞

六二柔順中正柔順則與物无忤中正則處置得宜以是處旅安往而不善故旅之中居有次也二則即其次而居安矣用有資也二則懷其資而用

裕矣服役有童僕也二則得童僕之貞信而服役得其力矣盖唯二全處旅之道故其象占備旅之善如此

象曰得童僕貞終无尤也

處旅當寡親之時而得童僕之貞信則即次懷資皆得所賴而終无尤也

九三旅焚其次喪其童僕貞厲

九三過剛不中則暴厲而所處失當居下之上則高亢而不能下人以此而處旅未有不致困者故

其象為旅焚其次而失其所安喪其童僕而一无所賴即其初心亦非有邪也而焚次喪僕如此亦甚危矣

象曰旅焚其次亦以傷矣以旅與下其義喪也

旅而焚其次亦以傷矣況又喪其童僕乎以旅之時而與下之道如此其義當喪非其童僕之罪也

九四旅于處得其資斧我心不快

九四以陽居陰處上之下當旅之時而用柔能下故其在旅也雖不能如即次之安而得其所可旅

之處雖不能如懷資之裕而亦得其資斧以自防然非其正位又上无陽剛之與下惟陰柔之應旅豈能盡如所願故僅有于處資斧之善而我心有所不快也

象曰旅于處未得位也得其資斧心未快也

九四雖旅于處寔以陽居陰而未得其正位也故雖得其資斧而心終未快也

未得位句以起下文非釋旅于處

六五射雉一矢亡終以譽命

六五柔順文明又得中道爲離之主有雉之象得此爻者當得文明之美如射雉然雖目前有亡矢之費而終必得雉旅人觀光上國雖有旅遊之費終必有美譽令名升聞於上也

六五文明爲雉象射雉是占者非六五也與解上六是隼射隼是占者同例

象曰終以譽命上逮也

所謂終以譽命者言其令名上達於朝也

上九鳥焚其巢旅人先笑後號咷喪牛于易凶

上九過剛處旅之上離之極高亢自處而失所依初則志得意滿後則傷嗟無及其象為鳥焚其巢在旅人為先笑後號咷其所以致此者正以失其柔順之德如喪牛於勿然之頃故凶也

象曰以旅在上其義焚也喪牛于易終莫之聞也

以旅之時而在上自高如此其義當得焚巢之患也又言喪牛於易者言其驕氣方盛喪其順德而不自聞知也

䷸ 巽 巽下巽上

巽小亨利有攸往利見大人

巽之為卦以一陰伏於二陽之下其性能巽以入其象為風亦取入義此卦上下皆巽故名巽文王係詞以為巽卦以陰為主陰之才力不足而不能大有所為故其占但可小亨所幸初四皆以陰從陽資陽之才力以自助故利有所往然所從又不可不擇也而九五剛健中正為大人之象故又利見大人也

象曰重巽以申命

孔子彖傳曰巽為入義人君之入人者莫重于命
令此卦重巽相繼在人君為丁寧反復其命令務
以入人之象也
朱子小註問申字是兩番降命令否曰非也只
是丁寧反復說便是申命風之吹物无處不入
无物不鼓詔令之入人淪肌浹髓亦如風之動
物也
剛巽乎中正而志行柔皆順乎剛是以小亨利有
攸往利見大人

卦詞云小亨利有攸往利見大人者以卦體九五本剛也巽順乎中正之德而其志得行人君以剛健之資健中表正于上而所為必遂是所謂大人也卦之初與四之柔又皆順乎剛柔本不足有為資陽之才以之自助亦足以有為矣是以其占當得小亨利有所往以柔皆順乎剛也又利見大人以九五之為大人也

巽乎中正言能從容和順于中正之道也或作深入說大吃力或云只取卦名帶過又太輕觀

程傳巽順于中正之道句可以折衷矣

象曰隨風巽君子以申命行事

風相隨而至為重巽之象君子以之申重其命令反復誥諭使上无不盡之情下无不喻之隱而後行其政事亦如風之入人也

初六進退利武人之貞

初六以陰居下為巽之主畀巽之過者也其象為于處事之際或進或退而不能自[illegible]何以能成天下之務乎占者若能以武人之貞厲之以振其懦

而作其氣則事可濟而有利矣

象曰進退志疑也利武人之貞志治也

爻詞所謂進退言其志之疑惑而不能决也利武人之貞者言能果决如武人則有以矯其偏濟其不及其志之疑者已修治而不疑也

九二巽在牀下用史巫紛若吉无咎

九二以陽處陰而所居在下不能自安過于巽者也以其居中故雖過巽而不至于已甚其占爲巽在牀下但丁寧煩悉其辭以自道達其誠如祭祀

用史巫紛若者則可以自安而吉且不至過于卑屈而无咎也
古者尊者坐于牀上卑者拜于牀下故以自卑爲巽在牀下史于祭祀時贊幣贊命若今讀祝者巫主禱祀皆達誠意於神者也人不自安而道達其誠意於人亦猶是也

象曰紛若之吉得中也

二用史巫紛若而吉者以其得中巽而不至於巳甚也

九三頻巽吝

九三過剛不中既非下人之資居下之上又挾上人之勢本非能巽者也其巽也特勉爲之而不出于誠不誠則不可久故頻失而頻巽巽而不能恒吝之道也

象曰頻巽之吝志窮也

九三有頻巽之吝以巽非本心雖勉強于一時其不巽之志無窮極立見也

六四悔亡田獲三品

六四陰柔无應承乘皆剛宜有悔者也當巽之時用柔能下則所承乘之剛不惟不之侵而反為之助雖无應而有應矣雖陰柔而有陽助矣故其占不但悔亡而田之所獲足以供三品之用有所求而必得也

田獲三品亦占之象本義一為乾豆炙之使乾以為豆實而奉祭祀也一為賓客為奉賓客之用也一為充庖以之自奉也

象曰田獲三品有功也

田獲三品言其得陽之助而有功也

時講作相臣巽以下士而賢才畢集則功及國

家說

九五貞吉悔亡无不利无初有終先庚三日後庚三

日吉

九五以巽居尊未免有因循茍且之弊宜有悔也

其性體剛健中正能奮厲改圖以復于正而得吉

吉則悔亡而无不利矣其有悔也是无初也其貞

吉悔亡而无不利也則有終矣然其改圖以得貞

未易言也必先庚三日丁寧于變之前而詳審以思其理必後庚三日揆度於變之後而顧慮以要其成乃能更前之不正以歸於正成今日之正而永无不正此所謂貞也此所以吉也

象曰九五之吉位正中也

九五之得吉以其爻位正中也正則意見不偏中則施爲允當故善於變更而得吉也

上九巽在牀下喪其資斧貞凶

上九以陽居巽之極過於巽而失其陽剛之德故

為巽在牀下而喪其能斷之資斧之象其懦而無
立如此縱使施於當巽之地亦取凶也
象曰巽在牀下上窮也喪其資斧正乎凶也
此爻之巽在牀下在巽之上而極乎巽者也過于
巽而至喪其資斧則期於必凶也

䷹ 兌下 兌上

兌亨利貞
兌之為卦一陰進乎二陽之上喜之見于外也又
以坎水而塞其下流其象為澤澤者所以說萬物

故其義為說文王係詞以為兌卦之體剛中而柔外剛中則其說必以正柔外則未免有不正之嫌占者誠能和說以處事接物則人情和樂而事皆順應自有亨理然所說者必利于貞皆合乎天理人情之正而後可不可以妄有所說也

說字兼我說人人說我二義

彖曰兌說也

卦名為兌者陰居陽上喜見乎外人以和說相接之義也

剛中而柔外說以利貞是以順乎天而應乎人說以先民民忘其勞說以犯難民忘其死說之大民勸矣哉

卦詞云利貞者以卦之為體剛中而柔外剛中則自持者必正柔外則接物者以和說之以利貞者也說而能正是以所為之事上順乎天理下應乎人心以說之正而率先乎民以從事則民說其將以逸我而忘其勞以說之正而率民以犯難則民說其將以生我而忘其死夫說必以正而不違道

干譽以求驩虞說之大也而民即忘勞忘死民其勸矣哉此說之所以利貞也

象曰麗澤兌君子以朋友講習

兩澤相麗彼此滋益有相說之義故為兌象君子觀澤之相益而以朋友講理習業在人者有以裕乎已在已者亦有以及乎人亦如兩澤之相益也蒙引云講習只是一件事講而又講也愚不能无疑姑以講為明理習為習業說習業如學禮學射之類皆是

初九和兌吉
初九陽剛居下而无係應陽剛則不失于柔媚處下則不失於上求无應則不係于私累故其說也本乎性情之宜而無偏黨之私說之得其正而和者也如此則達之天下而無不通吉可知矣
象曰和兌之吉行未疑也
和兌之得吉以所行皆出乎正坦然順理而未有疑累也
九二孚兌吉悔亾

九二以陽居陰本有可悔之事也然剛德在中有誠信之心而說非僞為于外者也誠則自能動物得君得民順親信友無往不宜當得吉而可悔之事亡矣

象曰孚兑之吉信志也

孚兑之吉以其說出于誠信之志也

六三來兑凶

六三陰柔不中正妄說者也為兑之主深於說者也上無所應而反就二陽以求說勢孤援寡而隱

取媚於人汙賤可恥甚矣況二陽剛正剛中又難説之不以道者故凶

象曰来兌之凶位不當也

来兌之凶以其爻位不當乎中正不足於德故妄説而取凶也

九四商兌未寧介疾有喜

四上承九五中正之賢君而下比六三柔邪之小人心知非正而樂其説巳隱自商度所説而未能自寧此天理人欲公私之累也然質本陽剛故能

介然守正疾惡柔邪絕小人之私交而上說乎中正之君其不柒于邪而得事君之正如此甚可喜也矣

蒙引不以九五作賢君說只說九五是君子六三是小人四居邪正之間而擇所從其說甚渾圓解介疾有喜引彖義云如大臣之絕私黨而忠其君學者之遠損友而親仁賢皆可喜也亦快愚于此姑從常說敷演而附其說于後蒙引之說蓋本程傳但傳解有喜作得君行道福慶

及物說為異
象曰九四之喜有慶也
九四之喜言其去邪守正有可慶幸也
九五孚于剥有厲
九五陽剛中正以居尊位而密近上六上六陰柔
為說之主處說之極小人之安說乎人以壞人心
術喪人事業者也斯所謂剥也為九五者若不能
察其說之非正而誤信之則必有危厲矣
象曰孚于剥位正當也

九五之孚於剥以其位得正而當尊自恃其所長以為密近小人不足為害斯其所以致危也蒙引云爻辭是戒辭非指寔說象傳則指寔說與爻辭不同

上

上六引兑

上六以陰柔為說之主處說之極務為邪媚引下二陽與之為說人之從不從固不可必而彼之可賤甚矣

象曰上六引兑未光也

上六引人為說其心術未為光明也

䷺ 坎下巽上

渙亨王假有廟利涉大川利貞

此卦下坎上巽風行水上有離披解散之象故為渙文王以為時至於渙散者不易聚離者不易合若難得亨據卦變而言本自漸來九來居二而得所安有可據之地矣六得九之位而上同于四柔而能剛既有其志而且有同心之助矣如是則濟渙有日當得亨也夫天下之渙皆在所當聚而王

者之所重則莫如聚祖考精神之渙當立為宗廟以時至于其中而祭享之此聚渙之大者也又坎水巽木舟楫之象濟險有具故利于涉大川也渙固可亨矣宜假廟矣宜涉川矣使一有不正則又不可必利于守正使其亨者不為倖致假廟非以徼福涉川非以行險而後可也

時文多講云所謂亨渙之道如何當渙之時九廟震驚祖考之精神渙矣則假廟以聚之神州陸沉天下之陷溺深矣則涉川以拯之語儘

晁按之書理則不爾所謂只好隔壁聽者也張氏承業云假廟以理言涉川以象言二語甚確象辭只亨字緊承渙之時來至王假有廟則就祖考之精神上見其渙不必是渙之時即周公制禮之日王季文王之精神亦謂之渙若云世道已渙方去祖廟祭享求以濟天下之渙此必无之理即此一節便知時文之破壞經義矣

彖曰渙亨剛來而不窮柔得位乎外而上同

渙之能得亨何也蓋以卦變自漸九來居二而得

中是得其所安而不窮困也柔上居三得陽之位而上同于四柔得陽位是柔而能剛也上同于四得同心之助也夫當渙之時得所安則進退有據矣柔而能剛則調劑得宜矣得同心之助則共濟有人矣其渙將有必濟之理故得亨也

王假有廟王乃在中也

卦詞云王假有廟者言王在廟中以承祭祀所以聚祖考精神之渙也

利涉大川乘木有功也

云利涉大川者以卦有舟楫之象涉險有具則往
而有必濟之功也
傳之意本渾淪作文則不妨說出濟渙聊以諧
俗
象曰風行水上渙先王以享于帝立廟
風行水上離披解散其象為渙先王觀渙之象知
渙之不可不合也以為萬類至渙而統于一帝故
聚已之精神以享於帝而萬類皆聯為一體矣祖
考之精神已渙而存者在身故聚已之精神以立

廟享親而先後通於一氣矣其仁孝誠敬之至合上下通幽明先王之能合其渙也

初六用拯馬壯吉

居卦之初渙之始也初六陰柔本非濟渙之才但能上順九二之剛中而託以濟渙是拯患而得壯馬也夫始渙而拯之為力既易而又得致遠之才以為之用渙必濟而得吉矣

象曰初六之吉順也

初六之所以吉者以其能順從九二之剛中藉其

力以拯渙故吉也

九二渙奔其機悔亡

九二一爻正剛来而不窮者九而居二失其故居宜有悔矣然當渙之時剛来得中是奔而就其所安之處如人之憑机以為安者然則離居之悔可亡矣

此爻據卦變解畧意以九二在險中為有悔以得中不過剛為奔機而悔亡亦似可通

象曰渙奔其機得願也

當渙之時人皆有欲安之心今九二柔就所安非得願乎

六三渙其躬无悔

六三陰柔不中正本有自私之悔者也以其居得陽位能散其謀身之私而志在濟時其能濟與否雖不可必為人臣而心不在私亦可以無悔矣

象曰渙其躬志在外也

所謂渙其躬者志在匡濟天下而不在乎為巳也

六四渙其羣元吉渙有丘匪夷所思

六四近君之臣當濟渙之任者夫天下之渙每起于為臣者各締私交不顧國事於是權分於下人君孤立於上而渙之勢成矣六四居陰得正下無應與能散其私黨而專心事上誠大善而吉也夫私黨既散則在朝之士各開誠布公盡心王室其散者合歸于一而為大羣如丘陵然此豈常人思慮之所及哉

渙其羣或作散天下之朋黨說此蓋本大全小註味本義下无應與還是六四自渙其羣其能

散天下之朋黨意却包在渙有丘内渙有丘是滿朝有同寅和衷之美所謂舜以二十二人為一朋周以三千人為一朋者也若非朋黨盡散何以能然若非大臣先不植私黨亦必不能然也匪夷所思贊之之詞

象曰渙其羣元吉光大也

渙其羣而得元吉者能散小人之私羣成天下之公道此臣節之光明正大者也所為匪夷所思也

九五渙汗其大號渙王居无咎

九五陽剛中正以居尊位當渙之時而欲濟之宜散其號令使天下之人皆曉然知王之心空言而無寔惠不可也又宜散王之居積使四海皆被其澤則人心之散者可復聚國勢之離者可復合而无咎矣

象曰王居无咎正位也

九五之渙其大號與王居而得无咎者以其陽剛中正而居尊位也不然無是德則不能渙有是德而無是位亦欲渙而不能也

上九渙其血去逖出无咎

上九以陽剛居渙極陽剛則有能濟之才渙極又當可挽之會故能出乎渙以渙其傷害則已去渙其憂懼則已出渙無不濟又何咎

象曰渙其血遠害也

上九之渙其血去逖出者言其能出乎渙而害已遠也

䷻ 兌下坎上

節亨苦節不可貞

節者有限而止也爲卦下兊上坎澤上有水其容有限故名爲節文王以爲節之爲道裁制得中自可通行而無弊固當得亨且卦體又有剛柔不偏陽剛得中之象故其占當得亨所謂節者節之使不過而已非欲其過節而至于苦也若過節而苦則違其性情之正人不能堪不可守以爲常道也

彖

彖曰節亨剛柔分而剛得中

彖之傳曰節固自有亨道矣自卦體言之剛柔平分是无偏剛偏柔之失也二五皆剛而得中是節

之中而不至于過者也人之立身制用裁制合宜

如此安得不亨

苦節不可貞其道窮也

所謂苦節不可貞者言節而至于苦則違性情乖

倫理其道必至于困窮也

說以行險當位以節中正以通

自卦德卦體言之此卦兌說坎險是方說而行遇

險也人說則易流一遇險難則止而不至于流矣

節之義也而九五得位以主節於上其所節者又

皆中正而不至于苦是以通行于天下而无弊也
此節之所以亨也
天地節而四時成節以制度不傷財不害民
推節之道而極言之天地之氣寒暑相序有節而
不過而四時以成天地固有自然之節也聖人知
人欲之無窮也而節之以制度使費用有一定之
經則不濫用而傷財因以不過取而害民矣此亦
當然之節也
象曰澤上有水節君子以制數度議德行

澤上有水所容有限為節之象君子觀節而知制用立身皆當有以節之也於是制立數度以為之等于服物采章之類莫不定其多寡立為隆殺使賤者不得踰貴下者不得侵上而應用者有節矣議度德行以求其當于存諸心者見乎事者莫不因時制宜求合天則使不失之於過亦不失之於不及而立身者中節矣

初九不出戶庭无咎

初九居節之初未可以行之時陽剛得正能節而

不出時止而止者也故爲不出戶庭之象而其占
无咎

馮氏云前有陽爻閉塞一不可出四爲坎體應
則入於坎窞二不可出剛在下而无位三不可
出似亦有理本義居節之初只取其无位一端
而已

象曰不出戶庭知通塞也

初九之不出戶庭能知時之通塞者也初當塞而
未通之時故不出則无咎也

九二不出門庭凶

九二居下之中出潛離隱之地也乃失剛不正又无應與但知自守之節而不能乘時以有為有不出門庭之象道有可為之時坐失之而不為凶之道也

朱子曰有可為之時乃不出而為之這便是凶之道不是別更有凶○建安丘氏以九二前遇陰爻為无窒塞其合講初二兩爻甚可觀

象曰不出門庭凶失時極也

九二之不出門庭凶乃失時之至極者也有其時而失之亦可惜矣

六三不節若則嗟若无咎

六三陰柔而不中正以當節時非能節者行已無節則蕩而失檢而無以自立制用無節則靡而不經而無以為繼後必至窮困而嗟若矣此皆其所自致無所歸其咎也

象曰不節之嗟又誰咎也

自以不節而致嗟又將誰是咎乎

六四安節亨

九五以中正之道主節于上六四柔順得正在其下而承之不作聰明而禀受成法九其立身制用之節皆順乎中正之道而無所勉強安于節者也如是則行無不經用無不宜自可致亨矣

象曰安節之亨承上道也

六四之安節得亨唯其柔順得正能承順九五中正之道也

九五甘節吉往有尚

九五以中正之道爲節之主所謂當位以節中正以通者也其所制之節非以矯俗絕世因性依情無過不及人之率是節者皆樂易而无艱苦節之甘適可悦者也節之善至此天下古今可通行而無弊故吉以此而往必化行俗美而有可尚之功

象曰甘節之吉居位中也

九五有甘節之吉者以其居尊位而得中道也節得中則不苦而甘矣

上六苦節貞凶悔亡

上六居節之極節之過而至于苦者也事雖當節而出于正亦非天理人情之所安是亦凶也然禮奢寧儉究之于理未為大失其悔終得亡矣

象曰苦節貞凶其道窮也

苦節貞凶言節道至此窮而不可通行於天下也

䷼ 兌下巽上

中孚豚魚吉利涉大川利貞

此卦二陰在內為中虛二五之陽皆得其中為中實皆孚信之象又下說而上巽亦為上下交孚之

義故名中孚言其中心誠信也文王以爲中孚則
誠能動物即有難感之人如豚魚亦可感之而得
吉即有難處之事如涉大川亦无不利而獲濟也
夫信至可以感无知涉險難則天下无不可感之
人无不可處之事矣然其所信者又利在于正信
其所當信而後可苟有不正則又非所謂中孚也
彖引云至信可涉險難者不俛俾以苟免不欲
速以冒進言忠信行篤敬明則人與之幽則鬼
神福之彖義曰信不以正尾生白公亦謂之信

彖曰中孚柔在内而剛得中說而巽孚乃化邦也
卦名為中孚者以卦體言二柔在一卦之中而中
虛二剛得二體之中而中實夫中虛是其心无私
主也中實是其所存不妄也人能一私不容而萬
事皆實則孚信在中矣以卦德言下說以應乎上
下說孚上也上巽以順乎下上之孚下也上下交
如是乃可以化及萬邦而无不相孚也
中虛中實不是兩事只是一个誠信就其无私
而言便是虛就其不妄而言便是實此理可默

驗而得下說從乎上是其信上而不疑也上巽順乎下苟非真心寔意愛其臣民何能所施皆當而不至違拂其心即其巽順便見上之寔心在下也下字兼指臣民就近在所統者言邦是萬邦舉天下而言以上下為專指君臣者非是

豚魚吉信及豚魚也利涉大川乘木舟虛也

卦詞云豚魚吉言其孚信之至感及于豚魚也云利涉大川者以卦體木在澤上有乘木之象外寔內虛又為舟虛之象人至誠可以涉險難如舟楫

具而可以涉大川故云利涉大川也

中孚以利貞乃應乎天也

中孚而教以利貞者人固貴乎信使所信者出于意見之私信非所信矣信而正則其事乃應乎天道之本然也故曰利貞也

象曰澤上有風中孚君子以議獄緩死

澤上有風風感而水受有相信從之義故爲中孚之象君子以至誠惻怛之心反覆詳慎議人之獄而求緩其死苟有可生之路必不寘之于法此君

予存心之最篤感人之最切者是即中孚之意也緩死是為尋生路求寬其死非延遲日月之謂

初九虞吉有他不燕

初九當中孚之始與六四為應四本可信者也初能於相信之始度其可信而遂一意以信之合必以正正而能久吉之道也若既已相信矣而復有他焉我之心既二於彼彼之心亦必不能一于我交既定而生疑貳豈可安之道乎

象曰初九虞吉志未變也

初九虞吉言其相信之志能審定于初至於久而不變也若變則為有他而不燕矣

諸說皆云初于志未變之時度其可信而信之蓋本程傳覺於文義未安姑衍數語以待質問

九二鳴鶴在陰其子和之我有好爵吾與爾靡之

九二中孚之寔九五亦以中孚之寔應之一誠相感彼此交孚如鶴鳴於幽深之地其子遙聞而和之者然其所以交孚如此者何也蓋以二有中德為五心之所愛慕如好爵為我之所有吾與爾皆

係戀之也上下之交孚由於一德之相感耳

象曰其子和之中心願也

九二之鶴鳴而子和以二之懿德為五中心之所願慕也

六三得敵或鼓或罷或泣或歌

六三陰柔不中正居説之極本性行无常者也又與上九信之窮者為應以我之无恒而應彼之不通是以凡事不能自主或鼓而前或罷而止或悲而泣或喜而歌不自信而唯所敵是信故顛倒无

定一至此也

象曰或鼓或罷位不當也

六三之或鼓或罷雖以信其敵之故寔以居位不當陰柔而不中正故不能自主如此使其所居當位則自信有方雖所應不善亦不至如此顛倒矣

六四月幾望馬匹亡无咎

六四居陰得正位近於君以是德居是位權不張而自大勢不招而自棄有月幾望之象人臣貴盛易于植黨自私六四以柔正之質而膺權任之隆

則乃心王室者也初夲與四相應是馬之匹也今不顧私交而上信于五為馬匹亾之象為國大臣而公爾忘私如此何咎之有

象曰馬匹亾絕類上也

馬匹亾者言自絕其類應之私交而上信于君也

九五有孚攣如无咎

九五陽剛中正有中孚之寔居尊位而為孚之主下與九二之賢同德相應其有孚也固結莫解如攣係者然君臣相孚如此而洽化成矣何咎之有

象曰有孚攣如位正當也

九五之應二何以有孚攣如蓋以五有中正之寔德而當尊位也有是寔德與賢人一德相孚故相信之篤如此也

上九翰音登于天貞凶

上九居信之極而不知變但執有定之理不能審時度勢而必欲爲之信非所信者也猶之翰音而欲其登於天何可得乎即其所信者未嘗非理之正亦必違時拂勢而致凶矣

象曰翰音登于天何可長也

翰音而欲其登於天信非所信甚矣何可以長乎

䷽ 艮下震上

小過亨利貞可小事不可大事飛鳥遺之音不宜上宜下大吉

此卦四陰在外二陽在內陰多於陽小者過也故名小過文王以為小過之卦陰過乎陽以義而言陰固不可過陽矣以勢而言則既過乎陽亦可以亨然未免有妨於義也故利于守小過之正所謂

貞者如何卦體有可小不可大之象又有飛鳥遺音之象處小過者但可小事而為陰柔者之所能為不可大事而強為陽剛者之所為也其為小事也又如飛鳥遺音不宜高亢而上但宜歛抑而下則行无不善事無不宜而大吉此處小過之貞也

彖曰小過小者過而亨也

卦名小過者卦體陰多於陽是小者過也因其過而善用之亦可以亨也

過以利貞與時行也

小過而戒以利貞者言時當小過即安處其分而不敢失其正是能與時偕行也

柔得中是以小事吉也

卦詞云可小事者以卦體二五柔而得中柔本非有為之才得中則柔而不過為能隨分而為所當為是以小事吉也

剛失位而不中是以不可大事也

又云不可大事者剛本可以有為者也三以剛居下之上四以剛居上之下是失位而不中失位則

權奪不中則善虧是以不可大事也
有飛鳥之象焉飛鳥遺之音不宜上宜下大吉上逆
而下順也
又有取於飛鳥遺音者以卦體内寔外虛有飛鳥
之象焉其言飛鳥遺之音不宜上宜下大吉者以
小過之時上懷高亢之心則為逆下守退抑之分
則為順是以如飛鳥之音不上而下則大吉也
象曰山上有雷小過君子以行過乎恭喪過乎哀用
過乎儉

山上有雷其聲小過于常故爲小過君子有時而小過則或行過乎恭焉或喪過乎哀焉或用過乎儉焉此皆立身之常而不關天下國家之大所謂小者之過也皆卑抑之節而無高亢之累所謂過于小而不過于大也且皆小過而不甚過也時當小過而小過過而未嘗過矣

初六飛鳥以凶

初六陰柔上應九四性躁而復有強援志欲上行且當過時又欲上行而至于過故其躁進自高如

鳥之飛然上而不下不順甚矣致凶之道也
象曰飛鳥以凶不可如何也
初六不安于下而急于上有飛鳥之象而因以致凶此是自取之災也雖欲救之亦不可如何矣
六二過其祖遇其妣不及其君遇其臣无咎
六二柔順中正過而不過者也過三四之陽進而遇六五之陰是純德之臣不入強臣之黨而一心承順乎柔中之君爲過其祖而遇其妣之象如此則不凌逼乎上而及其君乃適合臣節之當然而

得其臣也為臣如此可以无咎矣

象曰不及其君臣不可過也

六二之不及其君而適遇其臣者以為臣之道自有當然之則不可以過而及乎君也

九三弗過防之從或戕之凶

九三以剛居正為陰邪所疾況小過之時陰多于陽又小人道長之日必過為之防乃可免害三乃自恃其剛而弗過防之小人必乘其隙從而戕之矣凶道也

象曰從或戕之凶如何也

以自恃其剛而從或戕之凶將如何可免也

九四无咎弗過遇之往厲必戒勿用永貞

九四以剛處柔過乎恭矣无咎之道也四何以无咎蓋以時當小過能弗過于剛乃適合其宜也若往而用剛則致危厲此人所必當戒者然亦自有用剛之時又不可以過恭為長守之正道也

弗過遇之弗過一讀言弗過剛乃適遇之遇之者合乎機宜也一說弗過遇之一讀謂弗加意

以待之如是而往則致危厲人所當戒本義原有此二說釋句異而理則同解末句則象近說

象曰弗過遇之位不當也往厲必戒終不可長也

剛而弗過乃適遇之以其以剛居柔位非當而為過恭之行也往厲必戒者以往則過剛而必敗不可以長久也

六五密雲不雨自我西郊公弋取彼在穴

六五以陰居尊又當陰過之時不足以成大事故為密雲不雨自我西郊之象在已固不能有為矣

乃取六二以為之助為公弋取彼在穴之象陰柔之才豈能共濟大事乎

象曰密雲不雨已上也

陰陽合和而後成雨今者但過盛之陰已在乎上而已豈能為雨甚矣陰過者之不足以成大事也

上六弗遇過之飛鳥離之凶是謂災眚

六以陰居動體之上處陰過之極過之已高而甚遠者也故其處事不能合宜而一于驕亢而過之之且過之之遠如飛鳥之遠離乎人而不可得見亢

滿盈道如此天人所惡必當得凶夫无妄之災非災也唯此自致之禍是乃所謂災眚也

彖曰弗遇過之已亢也

夫小過之時不宜上宜下之時也上六之弗遇過之則已太亢矣豈可乎

䷾ 離下坎上

既濟亨小利貞初吉終亂

既濟事既成為卦水火相交各得其用彼此相為用事之所以濟也六爻之位各得其正所處无不

正亦事之以所濟也故名既濟文王以為既濟之時凡事之大者皆已有成功唯小事尚須潤色其可以得亨者小事而已此時正當固守其正以保盛治不可以既濟而忘戒懼也所以然者以盛衰相循自然之數方既濟之初固无不吉及其終也釁蘖一萌而亂生矣可不知戒懼以固守其正哉

他說亨小利貞多云盛時將過殊礙初吉終亂句張氏承業以為既濟之時原无大事予思若云尚有大事未定不得言既濟矣若既濟後別

生出大事又是終亂之時殊覺張說有理故從
之初吉終亂此以時言至彖傳則兼人事言
彖曰既濟亨小者亨也
彖傳曰卦詞云既濟小亨者言唯事之小者當得
亨通也
利貞剛柔正而位當也
云利貞者言卦之體剛居剛之位柔居柔之位各
得其正而位皆當也用剛而正則勵精保治而不
好大以生事用柔而正則持重守成而不好逸以

滋弊此保既濟之正道故戒以利貞也

初吉柔得中也

六初吉者以六二柔而得中當濟之初而以柔中處之則能持盈以守成謹畏而不怠故既濟可保而吉也

終止則亂其道窮也

云終亂者非終之遽亂也人于其終而有止心憂勤衰而怠荒起此亂所由生治道至此而遂窮也

象曰水在火上既濟君子以思患而豫防之

水在火上水受火熱火能熱水水各得其用是爲既濟君子知盛極而衰理數之自然故于此即思將來之患而預防之俾之有盛而无衰盖一治一亂雖天運之常聖賢自能防微杜漸維持于不敗也

初九曳其輪濡其尾无咎

初九當既濟之初治功方成釁孽未萌尚能謹懼而不敢輕舉妄動如車將行而曳其輪狐將涉而濡其尾者可以保其濟而无咎矣

象曰曳其輪義无咎也

居濟之初能戒懼而曳其輪所謂預防者也揆之於義必無致亂之咎矣

六二婦喪其茀勿逐七日得

六二以文明中正之德上應九五陽剛中正之君宜得行其志也而九五居既濟之時治功成而怠心生不能下賢以行其道故二不得遂其行如婦之喪其車茀者然中正之道不可終廢為二者不用急於求行也俟其時之既過則自當得行矣如喪茀者不必逐求七日當自得之也

象曰七日得以中道也
所謂七日得者以中正之道在我人君欲保既濟必不能舍我而他求也
九三高宗伐鬼方三年克之小人勿用
九三既濟之時以剛居剛是據全盛之勢而用剛者也有高宗伐鬼方之象夫高宗當殷道之盛而興伐國之師宜往而必克矣然必三年而後克之甚矣用剛之不易也有國家者不得已而用剛必慎于擇人小人則斷不可用苟誤用以伐人國勝

則窮兵以毒民敗則喪師以辱國其害可勝言哉

象曰三年克之憊也

伐人之國三年乃克之其勞力費財亦已困憊矣

兵豈可輕用者乎

六四繻有衣袽終日戒

既濟之時六四以柔居柔能思患預防者也制治

邦保之略无不備具其心猶不敢安而忌戒懼如

乘舟者慮其繻也預備衣袽以防之猶恐漏至而

不及覺終日戒懼防之又防不敢以以衣袽已具

而遂自安也預備而戒懼如此可謂深于保濟矣
象曰終日戒有所疑也
六四之終日戒言其心有所疑懼而不敢自寧也
九五東鄰殺牛不如西鄰之禴祭寔受其福
九五居尊而時已過不如六二之在下而始得時
其象如東鄰殺牛以祭反不如西鄰之薄祭而寔
得福人雖有極盛之勢時過則不可復挽若能思
患預防當无此失矣
象曰東鄰殺牛不如西鄰之時也寔受其福吉大来

也

東鄰雖殺牛不如西鄰之時方爲天命人心之所係屬寔受其福言其吉慶方將大来而未艾也

上六濡其首厲

居濟之極在險之上正所謂終亂之時也即陽剛者極敬畏之力猶懼不克乃以陰柔處之不知敬慎將亂日生而險不可免爲狐涉水而濡其首之

象危亦甚矣

象曰濡其首厲何可久也

濟之極而至于為濡首之厲滅亡將至何可久也

䷿ 坎下離上

未濟亨小狐汔濟濡其尾无攸利

未濟事未成之時也為卦水火不交不相為用是作事而无人同心協力之象六爻之位皆失其正事不以正何以有功亦為未濟之義故卦名未濟文王以為未濟者終必濟此天運之常故將來有亨之理然必敬慎以濟之乃克致亨所謂盡人事以俟天運也設如小狐未知畏慎而勇於濟必至

於汔濟而濡其尾則不得濟矣何所利之有乎

小狐程傳曰其老者多疑畏故履冰而聽懼其陷也小者則未能畏慎故勇於濟

彖曰未濟亨柔得中也

彖傳曰卦詞云未濟亨者以六五之以柔得中也柔而得中則能小心慎密而未濟者以濟矣故亨

小狐汔濟未出中也濡其尾无攸利不續終也雖不當位剛柔應也

小狐汔濟是尚未出乎險中也正宜敬慎以求濟

乃云濡其尾无攸利者謂不能以敬慎之心繼續于終故致濡尾而无成也要此卦之大略而言之爻位不當此其所以為未濟也雖不當位而剛柔相應有互相為用之道是事雖未善而有協力之人以剛濟柔以柔濟剛則未正者可反於正始而未濟終于必濟濟則亨矣何至汔濟而濡尾哉

象曰火在水上未濟君子以慎辨物居方

火在水上水火不交不相為用故為未濟君子見水火異物各居其所知天下之物莫不各有其方

慎以辨其尊卑貴賤親踈大小之别使之各居其方得其序而不亂守其分而有常亦如水火之炎者自炎潤者自潤也

初六濡其尾吝

初六以陰居下當未濟之初无才无位而又值難濟之時乃不自量而冒險以進究不能濟而濡其尾可羞者也

象曰濡其尾亦不知極也

初之濡其尾亦不知其窮極而自取之也

九二曳其輪貞吉

九二上應六五以陽剛之臣而事陰柔之君易有僭逼之嫌惟其居柔得中能於艱危未濟之時極其恭順以事君退遜自處不敢輕進如曳其輪然得為臣之正而吉矣

象曰九二貞吉中以行正也

九二之才勢嫌於逼上乃得貞吉者以其居柔得中宅心忠順故能以義理自開而行臣道之正也

六三未濟征凶利涉大川

六三陰柔不中正无才无德不能濟世者也當未濟之時欲往以求濟鮮不敗矣故凶然以柔而乘九二之剛是能順從剛德之人而藉其力又將出乎坎與未出中者不同故爲利涉大川之象言藉人之力以出險猶乘舟楫以涉川也爲六三者自用以輕進則凶用人以共濟則利也

象曰未濟征凶位不當也

六三之未濟征凶以其爻位不當陰柔不中正无能濟之才德也

九四貞吉悔亡震用伐鬼方三年有賞于大國
九四當未濟過中之時居大臣之位任濟世之責乃以陽居陰失其剛健不能有為是不得其正而宜有悔也若能自勉而貞固守其正以濟天下則吉而悔可亡矣然以不貞欲勉而貞非易事也必大有振作克之以斷而持之以久乃有成功古人用力之勤而且久者莫若伐鬼方一事若其勉而之貞能震動用此伐鬼方之力至於三年之久則有成功而受賞于大國矣

爻辭純是占震用二句是占之象言其極力自勉于貞如伐鬼方之勤且久不是說要他征討

象曰貞吉悔亡志行也

九四之貞吉悔亡言四固有志濟世以居陰不正則不能行若能自勉於貞則濟世之志得行也

六五貞吉无悔君子之光有孚吉

以六居五亦氣質之偏者然為文明之主則能自悟其失又居中應剛虗心求賢以為之助故能自反于正有成德之吉而无悔矣由是暢於四支蘐

於事業各極其盛而爲君子之光其所著見者又皆本乎寔德誠意自爲流行而非襲取僞爲則盛德積於中大業著於外未濟者可濟矣何吉如之蒙引於貞吉无悔就現成説玩本義亦非正也故得貞而吉二語似宜作自反於正但異於四之爲戒詞耳

象曰君子之光其暉吉也

君子之光言其德充於内而光散於外故吉也

上九有孚于飲酒无咎濡其首有孚失是

上九剛明有能濟之才居未濟之極將濟之時以是才值是時人事既盡天時自至占者於此復何為哉惟宜自信其可濟飲酒自養以俟天命而已此无咎之道也若幸其時之將濟而放縱自恣如狐之涉水而濡首則自信之過而失其至當之則矣何以克承乎天命哉

象曰飲酒濡首不不知節也

飲酒自養非不可也至於濡首則不知節而過矣